Weilmünster
GESUND UND MUNTER AUF DIE HUNDERT!
Band 2

"Gesund und munter auf die Hundert!"

Länger leben durch richtige Ernährung
und dank alternativer Heilmethoden

Hinweise, Rezepte und Tips
vorgestellt von
Rudi Ph. Weilmünster

Band ❷

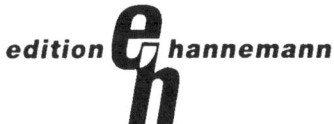

VERLAG STEPHANIE NAGLSCHMID STUTTGART

Die Deutsche Bibliothek - CIP-Einheitsaufnahme

Weilmünster, Rudi Ph:
"Gesund und munter auf die Hundert" - Länger leben
durch richtige Ernährung und dank alternativer Heil-
metohden; Hinweise, Rezepte und Tips / vorgestellt
von Rudi Ph. Weilmünster. -
Stuttgart: Naglschmid.
    (Edition Hannemann)
Band 2 (1996)
    ISBN 3-927913-94-4

Umschlaggestaltung: MTi-Press, Stuttgart

Alle in diesem Buch enthaltenen Angaben, Daten, Ergebnisse usw. wurden vom Autor nach bestem Wissen erstellt und von ihm und vom Verlag mit größtmöglicher Sorgfalt überprüft. Gleichwohl sind inhaltliche Fehler nicht vollständig auszuschließen. Daher erfolgen die Angaben usw. ohne jegliche Verpflichtung oder Garantie des Verlages und des Autors. Sie übernehmen deshalb keinerlei Verantwortung und Haftung für etwaige inhaltliche Unrichtigkeiten.

Geschützte Warennamen und Warenzeichen werden nicht besonders gekennzeichnet. Aus dem Fehlen solcher Hinweise kann also nicht geschlossen werden, daß es sich um einen freien Warennamen oder ein freies Warenzeichen handelt.

Alle Rechte, insbesondere das Recht der Vervielfältigung und Verbreitung sowie der Übersetzung, vorbehalten. Kein Teil des Werkes darf in irgend einer Form (durch Fotokopie, Mikrofilm oder ein anderes Verfahren) ohne schriftliche Genehmigung des Verlages reproduziert oder unter Verwendung elektronischer Systeme verarbeitet, vervielfältigt oder verbreitet werden.

© 1996
VERLAG STEPHANIE NAGLSCHMID
Rotebühlstr. 87 A - 70178 Stuttgart
Tel. 0711/626878; Fax 0711/612323

Dieses Buch ist auf chlorfrei gebleichtem Papier gedruckt.

Printed in Germany

Inhaltsverzeichnis

Zur Einstimmung in den zweiten Band	9
Liebe Leserinnen und Leser!	14
Akupunkt-Massage nach Penzel	16
Hinweise, Rezepte und Tips - Folge 1	20
Rotwein	20
Alzheimer	20
Schlaganfall	20
Äther	20
Muschelextralt	21
RuWe-Fernbehandler	22
Naturkräfte bewirken Heilungsvorgänge	24
Homöopathie	26
Therapie mit Mineralstoffen der Biochemie nach Schüßler	29
Tiere gesund durch Homöopathie	35
Existenz Gottes und Gesundung	36
Positives Denken - Visualisierung - Meditation	39
Denke positiv	39
Visualisierung	42
Was ist Meditation?	43
Bewußtes Atmen	47
Bescheidenheit	48
Betrachtung der Zeit	49
Die Sprossen der Liebe	51
Das große Thema: Cholesterin	52
Die Senkung Ihres Cholesterinspiegels	52
Cholesterin - viel Lärm um nichts?	54
Gutes Cholesterin	57
Vitamine schützen vor Allergien	59
Ballaststoffe	60
Therapeutische Anwendung der Metalle	62
Das Eisen	63

Das Kupfer	64
Schwefel	66
Selen	66
Zwei kosmische Schwingkreise nach Lakhovsky	67
Anleitung zum richtigen Gebrauch der Schwingkreise	68
Hinweise, Rezepte und Tips - Folge 2	71
Prostataleiden	71
Zink bewahrt Männer vor Prostatsa-Problemen	71
Aufbaumittel	72
Badeöle selbst zubereitet	73
Herzwein	73
Co-Enzym Q10	75
Olivenöl als Herzschutz	77
Hypertonie	77
Jaspis	78
Verstopfte Bronchien	78
Gedächtnisstärkung	79
Schwedenkräuter	79
Leinsamen	80
Venenentzündung	81
Harnsäure	81
Eigenharnbehandlung	82
Warzen	82
Verkalkung	83
Verdauung	83
Bierhefe	84
Herzinfarkt	84
Magnesium-Chlorid	85
Depressionen, seelischer Tiefstand	85
Walnußtee	86
Rotwein gegen Cholesterin	86
Bier gegen Herzinfarkt	86
Neues Verfahren: Laser erspart Herzoperation	86
Gegen Prellungen	87

Brüchige Fingernägel	87
Mineralmangel	88
Warum Vitamine für die Konzentration so wichtig sind	88
Immuntherapie bei Katzen-, Hunde- und Vogelallergie	89
Immunstärkung durch Küssen	90
Tips für die naßkalte Jahreszeit	90
Tips bei zu hohem und niedrigem Blutdruck	91
Regelbeschwerden	93
Rauchen abgewöhnen	93
Ölziehen	94
Pflanzenwelt und Mensch	98
Bach-Blütenthearapie	100
Heilkraft Natur	101
Äpfel	102
Rote Beete	103
Rettich	104
Löwenzahn	105
Sellerie	105
Kohlblatt heilt	106
Kopfsalat	107
Ringelblume	107
Bockshornklee	107
Schafgarben, Brennessel, Lavendel, Lindenblüten	108
Brennessel	108
Mangold	109
Wacholder	109
Johanniskraut	110
Ätherische Öle	110
Natürliche Beschwerdemittel	113
Schwarzer Holunder	114
Kombucha	114
Ansetzen des Pilzes	116
Comfrey oder Beinwell	117
Hinweise, Rezepte und Tips - Folge 3	122

Kieselsteine	122
Kennen Sie schon Qigong-Kugeln?	123
Lachen ist gesund	124
Über Naturheilmittel	126
Homotoxine, Krankheit und Therapie	131
Zehn Fragen zur Homotoxikologie	136
Homotoxikologie - Homöopathie für jedermann	139
Antihomotoxische Therapie bei Gelenkverschleiß	140
Antihomotoxische Therapoie bei Rheuma	142
Antihomotoxische Therapie bei Herzbeschwerden	144
Schwindel - auch hier hilft die antihomotoxische Therapie	146
Antihomotoxische Therapie bei Erkältungen	147
Abwehrkräfte trainieren statt blockieren	148
Natürliche Heilweisen in der Medizin	153
Musik zur Heilung?	157
Heilimpulse	160
Hinweise, Rezepte unmd Tips - Folge 4	164
Schlafstörungen	164
Mineralmangel	164
Mariendistel	164
Franzbranntwein	166
Galvanische Feinströme	168
Schlußgedanken	182
Mensch - Gott	183
Die Aufmerksamkeit	184
Mitteilungen des Vereins zur Förderung gesunden Lebens	187
Ray - Trap	187
Ihr Biorhythmogramm	189
Lebensberatung durch "Neue Hoffnung"	191
Verein zur Förderung gesunden Lebens e.V.	192
Quellennachweise	195

Zur Einstimmung in Band 2

Meinen sechzigsten Geburtstag feierte ich noch im bayrischen Wald in der Nähe von Passau, wo ich ein kleines Haus, an einem schönen Hang gelegen, besaß.

500 Meter hoch gelegen mit herrlicher Aussicht, bei Föhn bis zu den österreichischen Alpen, so Richtung Salzburg-Attersee.

Ich wollte ihn groß feiern, meinen 60. Geburtstag, aber außer meiner Tochter Ursula, meinem Schwiegersohn Michael, den Enkelkindern Sabrina und Michaela war leider keinem mein runder Geburtstag Wert, den weiten Anfahrtsweg in Kauf zu nehmen.

Es tat schon ein bißchen weh, wenn ich bedenke, wer alles sich so meine Freunde nannte - aber 60 Jahre: anscheinend können die in der heutigen Zeit niemand mehr erschüttern, geschweige zu einem Besuch verleiten.

Aber viele von Ihnen haben bestimmt dies alles auch schon erlebt oder werden es noch erleben. Nehmt es nicht so tragisch, ich tat es auch nicht - vielleicht innerlich doch?

Nun meine Frau Monika und ich machten aus dieser Not eine Tugend und so wurde eben im kleinen Familienkreis gefeiert.

Auch kam noch dazu, daß gerade an diesem Abend meines Geburtstages in unserem Ort noch traditionsgemäß die Sonnenwende gefeiert wurde. Oben auf dem Germannsberg waren, wie jedes Jahr schon Tage zuvor, große Mengen von Holz aufgeschichtet worden.

Etwa um zehn Uhr abends ging das Spektakel los. Von Blasmusik begleitet, zündeten die Männer der freiwilligen Feuerwehr den riesigen Holzstoß an, der bestimmt fünf Meter hoch und ebenso breit war.

Zuerst züngelten kleine Flämmchen an den Ecken, dann aber fachte aufkommender Wind das Feuer an und es wurde eine riesige Lohe daraus.

Goldene Funken stieben und es wurde so heiß, daß alle Umstehenden einen Schritt zurückwichen. Sie zuckten aus der Höllenglut zur Höhe des Himmels hinauf. Lodernde Flammen wälzten sich in die leicht Wolken verhangene bayrische Waldluft.

Sie verwandelten sich in kleine funkelnde Sternchen, die sich in der Höhe verloren. Ich fühlte plötzlich meinen Körper und nahm um mich herum wahr: Erde, Feuer, Luft, Wind und Himmel und war seit langer Zeit wieder einmal glücklich.

Ich hatte diese Sonnenwendfeier zum letzten mal als Pimpf in der Hitlerjugend erlebt. Aber damals war es Tradition und ein Muß, dabei zu sein.

Eilig aufgebaute Buden luden zum Essen und Trinken ein, der Geruch von verbranntem Holz mischte sich mit dem Duft von gebratenen Würsten. Natürlich bekamen die Kinder davon Hunger. Eine Riesenbrezel, die ich ihnen nun kaufte, dazu eine Limo und die Freude war groß, zumal die Beiden eine Sonnenwendfeier noch nie erlebt hatten. Auch meine Tochter und mein Schwiegersohn nicht. Nach etwa zwei Stunden war das Feuer ziemlich heruntergebrannt.

Der große glühende Haufen wurde immer noch von Erwachsenen und Kindern umringt, die sichtlich Freude daran hatten, darin herum zu stochern. Alles bewacht von der freiwilligen Feuerwehr, die meist auch die Veranstalter dieses sehr alten Brauches ist.

Nun machten wir uns auf den Weg den Berg hinunter zu unserem Zuhause.

Ein Glas Sekt noch zum Abschluß und mein Geburtstag näherte sich dem Ende, es war gleich 24 Uhr, Mitternacht; "...und wieder geht ein schöner Tag zu Ende", das schöne Lied ging mir durch den Sinn und noch vieles mehr: von der Welt in der wir leben, wie es weiter gehen soll mit der Umweltverschmutzung und den Kindern, die damit leben müssen, welch einer ungewissen Zukunft sie wohl entgegengehen?

Vergessen die unzuverlässigen Freunde, alle die nicht gekommen waren. Was war alles dies, gegenüber der Ungewißheit, mit der wir leben müssen. Was hat man uns und den Kindern angetan mit dem Ozonloch, den unsicheren Atomkraftwerken, den bestrahlten Lebensmittel, den unnötigen Kriegen und den Lügen, die uns immer wieder die Politiker auftischen und die immer wieder geglaubt werden. Wann werden wir "mündig" und fangen an selbst zu denken anstatt es andere für uns tun zu lassen.

"Wann wachen wir endlich auf!"

Trotz allem, es war ein schöner Geburtstag.

Nun Schluß mit der Polemik, denn das Buch soll Ihnen ja für die Zukunft behilflich sein. Die Vergangenheit wollen wir schleunigst aus unserem Zukunftsdenken streichen, sie ist dabei nur hinderlich.

Sie bringt uns nur etwas, wenn wir aus dem Erlebten eine positive Einstellung ableiten können und nur diese für uns weiter verwerten, denn der Mensch wird eines Tages das Opfer seiner eigenen Zerstörung sein, wenn er weiter so handelt wie bisher.

Omnia mea mecum porto, ich habe alles bei mir.

Das heißt all mein Wissen und Können das in mir ist, möchte ich Ihnen vermitteln zu Ihrem Wohle, Ihrer Gesundheit und Ihrer Vitalität bis Hundert, wenn Gott will!

Andere dagegen wissen, was Sie heute gesagt haben, aber morgen wissen Sie es schon nicht mehr, aber das scheint ein Phänomen unserer Zeit zu sein.

Haben solche Menschen eigentlich das Recht einem göttlichen Grundsatz entgegen zu treten, der doch besagt: ''Wer heilt hat immer Recht''; aber anscheinend verstoßen sie mit ihren Grundsätzen selbst gegen das Göttliche, ohne es zu wissen.

Ich hoffe nur, daß keiner etwas gegen meine Ratschläge hat, die doch nur beinhalten, jedem, dem ich kann, zu helfen, beizustehen und ihm Gesundheit zu vermitteln.

Ich nehme aber trotzdem an, daß es bestimmt wieder welche gibt, die sich daran stoßen, nörgeln, es besser wissen, besser können usw. es mir verbieten möchten und so fort.

Ende 1990 verkauften wir unser Haus und verließen den schönen bayrischen Wald Richtung Westerwald. Wir wollten in der Nähe von unserer Tochter, unserem Schwiegersohn und unseren Enkelkinder sein, denn je älter man wird, desto mehr sucht man die Jugend - und Enkelkinder sind eben ein Stück davon.

Ich glaube es geht fast jedem so, denn man wird so schnell alt, die Jugend vergeht und kehrt niemals wieder, wie alles im Leben. So denkt jeder innerlich sich mit Jugend zu umgeben um wieder etwas mehr das Gefühl von Jungsein in sich zu haben und es ist wirklich so, man hat es! ''Denn wer es nicht mehr hat, ist wirklich alt ''.

Nun, auch der Westerwald hat seine Reize und das Lied ''Oh du schöner Westerwald, über deinen Höhen pfeift der Wind so kalt '' seine Berechtigung. Das hat aber auch sein Gutes, denn einmal ist hier sehr wenig Industrie und dadurch kaum Schadstoffe in der Luft, außer die der Autos. Aber die sind ja überall und helfen an der Zerstörung der Umwelt feste mit. Durch diesen, fast ständigen Wind entsteht eine dauernde Luftzirkulation und Verwirbelung mit schadstoffarmen Anteilen. Dadurch ist der Westerwald eines der Gebiete mit der reinsten Luft in Europa.

Zu empfehlen als Urlaubsland mit eigenem Charakter, geeignet zum Rundum-Erholen, aktiv oder auch geruhsam, wie es einem gefällt. Mit diesem Loblied auf meine jetzige Heimat, möchte ich aber auch zurückkehren zum eigentlichen Thema meines Buches, dem problemlosen Altwerden in Gesundheit, Frische und natürlichem Leben in Einklang mit der Natur.

Wichtiger Hinweis:

Die in diesem Buch geschilderten Rezepte, Anwendungen, Arzneien, Präparate, Empfehlungen, Schilderungen usw. sind von mir zusammengetragene und von entsprechenden Menschen getestete und als hilfreich empfohlene Anwendungen und Erfahrungsberichte zur Gesundung. Nach dem Heilmittelwerbegesetz (HWG) mache ich weder für ein Medikament noch für eine Herstellerfirma Werbung. Ich zitiere nur aus vorhandenen Unterlagen und nenne diese Arzneien, Hersteller und Apotheken mit deren Einverständnis und nur zur Information der Leser.

Sie befreien keinen vom Besuch seines Hausarztes, Heilpraktikers oder Naturarztes und von der Inanspruchnahme von deren Rat und Hilfe bei seinen Leiden, Gebrechen und Krankheiten.

Liebe, an meinem Buch interessierte Leserinnen und Leser!

"Gesundheit beginnt im Kopf" schreibt Leonard Coldwell! Die Menschen neigen dazu, ihre Aufmerksamkeit immer auf die Symptome ihrer Krankheit zu richten, also auf den Schmerz, anstatt auf die Ursachen, die für die Entstehung und Verlauf einer Krankheit verantwortlich sind.

Jede körperliche und seelische Erkrankung hat ihre Grundlage in falschen Verhaltensweisen, wie falschen Wertvorstellungen, negativem Denken und unkontrollierten emotionalen Bewußtseinszuständen, wie immer mehr überhandnehmende Angst, nicht unter Kontrolle gebrachte Frustrationen oder Depressionen, oder völlig falsch ausgerichtete geistige Aufmerksamkeit. In vielen Fällen persönlicher Natur, da sie Lebensinhalte einschränkt und im besonderen die Angst, älter zu werden und nicht mehr geliebt.

Aber man muß auch das Altwerden akzeptieren. Du wirst nur immer das erhalten können, worauf du deine Aufmerksamkeit richtest; konzentriere dich auf Gesundheit, erhalte deine Gesundheit, denn konzentrierst du dich auf Krankheit, erhältst du auch Krankheit.

Wenn du beispielsweise dein Leben von Angst kontrollieren läßt, ist die logische Konsequenz Verkrampfung und Verspannung im ganzen Organismus, dadurch mangelnde Durchblutung, schlechte Sauerstoffzufuhr; die logische Folge sind Komplikationen im ganzen Körper. Wenn du deine gesamte Aufmerksamkeit auf die Problemkreise in deinem Leben richtest, anstatt sich mit Lösungen zu befassen, wirst du schon in kurzer Zeit einen erheblichen Mangel an Energie verspüren. Diese und viele andere Basiselemente im geistigen Fehlverhalten sind ausschlaggebend für Entstehung, Verschlechterung oder die Aufrechterhaltung von Krankheiten und gesundheitlichen Beschränkungen in jeder Form.

Wenn du also nicht bald damit anfängst, dich mit den Ursachen auseinanderzusetzen, die zu deinen gesundheitlichen Einschränkungen führen, und wenn du dich weiterhin mit Hilfe der Schulmedizin in erster Linie nur um die Symptombekämpfung bemühst, also mit Medikamenten Schmerzen verdrängst, aber die Ursachen nicht behebst, dann ist das so, als würde jemand einen Splitter, den er im Finger hat, tiefer hineinstoßen, damit man ihn nicht mehr sehen kann, und sich mit schmerzlindernden Mitteln so zu betäuben, daß er auch den Schmerz nicht mehr empfindet. Doch letztendlich ist das Problem damit nicht behoben, sondern ganz im Gegenteil, es wird sich laufend verschlimmern, bis es zu einer unerträglichen Situationen führt, wie bei vielen. Dein Problem mußt du an der Wurzel beseitigen, um es endgültig aus deinem Leben zu verbannen, und dazu gehört eben die Erkenntnis, daß wir alle letztendlich für unsere Gesundheit verantwortlich sind.

Du hast die Verantwortung, ob du sie willst oder nicht, und je mehr du versuchst, dich dieser Verantwortung zu entziehen, um so deutlicher werden die Symptome, die dich irgendwann dazu zwingen, entweder selbst zu handeln oder, falls du das nicht tust, daran zu Grunde zu gehen.

Das möchte ich all denen mit auf den Weg geben, die sich damit angesprochen fühlen und auch darunter leiden, so daß man immer einen Weg finden kann um wieder gesund und vital leben zu können. Positives Denken und Handeln hilft sehr gut dabei.

Akupunkt-Massage nach Penzel

Die Akupunkt-Massage (APM) nach Penzel, ist keine Sonderform der Akupunktur, sondern eine Sonderform der Massage.

Entwickelt wurde sie - und das sei hier der Vollständigkeit halber einmal erwähnt - von dem Deutschen Willy Penzel, der über Jahre diese Methode an Schwerstunfallverletzten in verschiedenen Spezialkliniken in Deutschland erforscht und angewandt hat. Sie wirkt durch Reize, genau gesagt durch Massage von Meridianen (Gefäße, in denen Energie fließt). Welche Regionen tonisierend (anregend) gereizt werden, ergeben verschiedene Test- und Tastmethoden, die dem Behandler anzeigen, ob es sich bei den geäußerten Beschwerden um Folgen einer Energiefülle oder eines Leerzustandes handelt. Diese Test- und Tastmethoden ersetzen allerdings nicht - und das sei hier ausdrücklich festgestellt - die exakte schulmedizinische Untersuchung und Diagnostik, die immer vorweg geht und entscheidet, ob überhaupt ein Mittel der physikalischen Therapie (und die APM nach Penzel ist ein solches) angezeigt ist oder ob andere Methoden der Medizin eingesetzt werden müssen. Ziel einer ausgeführten APM nach Penzel ist es, Energieleerzustände mit der Folge einer Unterfunktionen von Organen oder Geweben, Inaktivität und chronischenZuständen aufzufüllen und Energiefüllezustände mit der Folge einer Überfunktion von Organen oder Gewebe sowie akute entzündliche Zustände abzubauen, also letztlich körpereigene Energie zu verlagern und harmonische ausgeglichene Zustände zu erreichen.

Ein Hauptarbeitsgebiet für diese Methode findet sich in der Sportmedizin und Orthopädie, wofür es in der APM nach Penzel einen Sonderschwerpunkt gibt, die energetische physiologische Behandlung der Wirbelsäule. In diesem Zusammenhang ist auch die Rheumatherapie zu nennen. So gibt es in Deutschland mehrere Spezialkliniken für die Behandlung des rheumatischen Formenkreises, in denen APM nach Penzel zur Anwendung kommt.

Daneben können aus den Erfahrungen vieler APM-Behandlerinnen und -Behandler folgende Beschwerdebilder als besonders günstig beeinflußbar genannt werden: Migräne, Neuralgien, Durchblutungsstörungen, Vegetative Dystonie mit all ihren Folgen, Schlafstörungen, klimakterische Beschwerden, Angst- und Spannungszustände unerklärter Ursache. Diese Aufzählung ist sicherlich nicht vollständig und ließe sich erweitern. Alles ist im Grunde über den Energiekreislauf zu erklären, über den letztlich auch die Therapie erfolgt.

Das besondere an dieser Therapie ist die Sicht der Dinge. Für die APM gibt es neben den bekannten Körpersystemen wie Herz- Kreislaufsystem, Nerven-, Muskel-, Skelett-, Verdauungs-, Urogenitalsystem und anderen noch ein weiteres, nämlich das Energiekreislaufsystem, das in besonderem Maße für regelrechte Funktionen verantwortlich ist.

Und genau das suchte Penzel. Er suchte nach einer Methode, die auch dort noch ansetzen kann, wo die Möglichkeiten der allgemein bekannten Therapieverfahren an ihre Grenzen gekommen sind.

Die klassische Nadelakupunktur wird heute mit sterilen Einmalnadeln ausgeführt. Sie erfolgt nach festen Regeln, und wird nur von Ärzten und Heilpraktikern angewandt. Die großen Erfolge dieser Behandlungsmethode, die wissenschaftlich noch nicht anerkannt ist, veranlaßte sogar die als sehr konservativ geltende Weltgesundheitsorganisation (WHO), eine Indikationsliste zu veröffentlichen. Nach dieser Liste können alle funktionellen Störungen und Schmerzen aller Körpersysteme und Organe positiv beeinflußt werden.

Die Akupressur, bei der mit der Fingerbeere Akupunkturpunkte gedrückt und massiert werden, ist eine Punktebehandlung, die vor allem in der häuslichen Krankenpflege Anwendung findet. Hierbei wird nach den sogenannten Punktrezepten behandelt, die auf Erfahrungswissen beruhen. Punktrezepte heißt, daß bei einer bestimmten Erkrankung immer bestimmte Punkte massiert werden. Daß bei diesem Vorgehen das individuelle Krankheitsgeschehen nicht immer ausreichend berücksichtigt werden kann, liegt in der Natur der Vorgehens.

Die Akupunkt-Massage nach Penzel (APM nach Penzel) ist größtenteils eine Meridianmassage. Meridiane nennte man die Bahnen, auf denen die Lebensenergie zirkuliert, die alle Vorgänge im Körper steuert. Die Betonung der Meridiantherapie ist ein ganz wesentlicher Unterschied der APM nach Penzel zu allen anderen energetischen Therapien.

Die Energie fließt auf den Meridianbahnen durch den Organismus und kann auch über bestimmte Akupunkturpunkte beeinflußt werden. Die Beeinflussung über Punkte ist allerdings nur dann optimal möglich, wenn die Meridiane frei durchlässig sind - und genau dafür sorgt der APM-Therapeut durch seine spezielle Massagetechnik.

Man kann sich das Verhältnis zwischen Meridianen und Akupunkturpunkten wie das Verhältnis zwischen elektrischen Leitungen vorstellen.

Mit einem Lichtschalter kann man das Licht einer Lampe an- und ausknipsen, wenn die elektrische Leitung in Kontakt ist. Ist sie irgendwo unterbrochen, dann nützt auch das wiederholte Drücken des richtigen Lichtschalters nichts.

Genau so verhält es sich mit den Akupunkturpunkten, den Lichtschaltern des Energiekreislaufs. Man kann mit ihnen Energie ''an- und ausknipsen'', je nachdem, welche Störungen in bestimmten Gebieten vorliegen, wenn die Energieleitungen, eben die Meridiane, durchlässig sind.

Nun ist es leicht verständlich, warum die Akupunkt-Massage nach Penzel so große Sorgfalt auf die Behandlung der Meridiane legt, die übrigens mit einem Massagestäbchen erfolgt. Dieser sanfte, doch gezielte Reiz über der Hautoberfläche bewirkt, daß der Körper seinen Energiehaushalt neu reguliert.

Man geht nämlich von der Erfahrung aus, daß dem Organismus eine genau vorgegebene Energiemenge zur Verfügung steht und diese Energie zirkuliert gleichmäßig und harmonisch, solange der Mensch gesund ist. Ein gesunder Mensch hat also genug Energie und die Energie kann gleichmäßig fließen. Bei einer Erkrankung erfolgt eine Verschiebung dieser Energie. Durch die Akupunkt-Massage werden Regulationsmechanismen angesprochen, die eine natürliche Heilung bewirken.

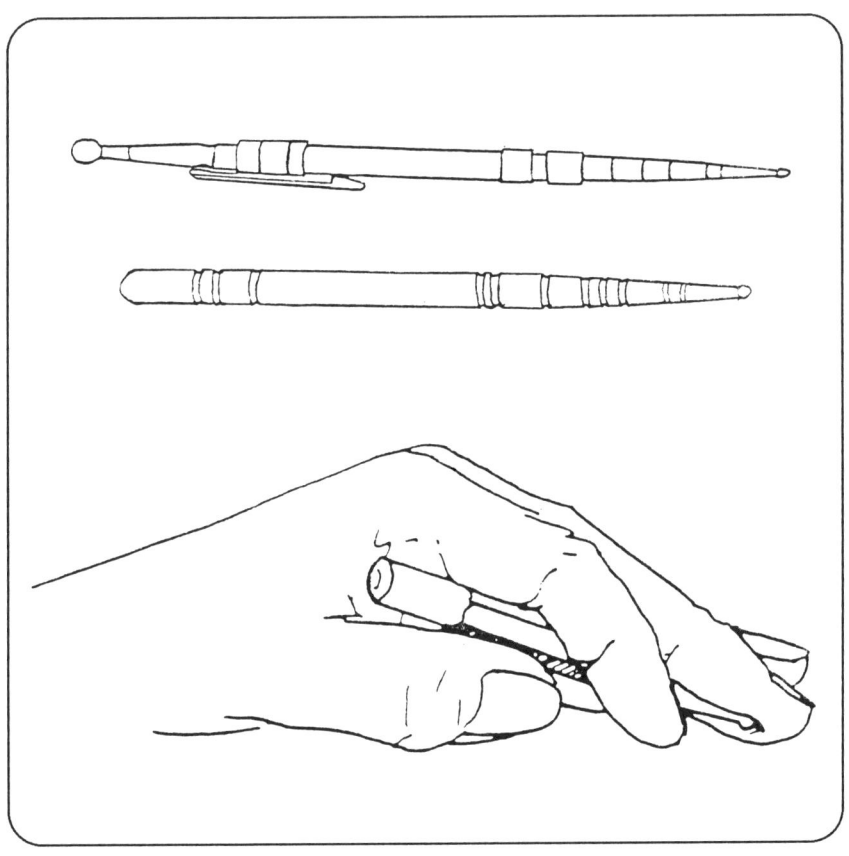

Massagestäbchen und ihre Handhabung

Hinweise, Rezepte und Tips - Folge 1

Rotwein
Amerikanische Forscher fanden heraus, warum Rotwein der Arteriosklerose und koronaren Herzkrankheiten vorbeugt: Die Phenole darin bremsen die ''freien Radikalen'' und damit die gefährliche Oxydation der Fettsäuren.

Alzheimer
Untersuchungen haben ergeben, daß die Gehirnzellen von Alzheimer Patienten auffallend hohe Aluminiumwerte enthalten. Da diese Krankheit in den USA wesentlich häufiger vorkommt als in Europa, sieht man gewisse Zusammenhänge mit den Ernährungsgewohnheiten.
So werden zum Beispiel bestimmte Fast-Food-Erzeugnisse mit Aluminiumsalz bestreut, damit der Käse schneller schmilzt. Eine Anzahl von Medikamenten enthalten ebenfalls Aluminium, das auf diese Art in den Körper gelangt.

Schlaganfall
Gegen den Schlaganfall wurde in USA ein neues Medikament, ''Tirilazad'', auf den Markt gebracht, wie am 20.2.1994 im Fernsehen berichtet wurde. Mit diesem Mittel konnten mögliche Todesfolgen oder bleibende Gehirnschäden im Falle eines Schlaganfalles reduziert werden.

Äther
Äther soll angeblich Gallensteine zum Verschwinden bringen. Ein Äther, der sonst dem Benzin für Rennmotoren beigemischt wird, hat sich als Mittel gegen Gallensteine erwiesen. Schon 200 Patienten konnten damit in der Uni-Klinik Frankfurt/Main schmerzlos von ihren Steinen befreit werden. Professor Ulrich Leuschner erklärt die Methode so: Unter örtlicher Betäubung wird die Gallenblase punktiert und über

ein Katheter mit dem Spezial-Äther durchgespült. Alle Gallensteine, die aus Cholesterin bestehen, lösen sich auf und gehen als feiner Grieß über den Dünndarm ab.

Muschelextrakt
Vor mehr als 20 Jahren entdeckten amerikanische Wissenschaftler im Rahmen eines großen Forschungsprogrammes die Meeresmuschel von Neuseeland.
Probanden, die insbesondere an degenerativen Erkrankungen kleiner und großer Gelenke litten, sowie an muskulären Schmerzzuständen, berichteten über eine auffällige Besserung ihrer Beschwerdemuster nach regelmäßiger Einnahme des Extraktes jener Meeresmuschel (Perne canaliculus).
Der Meeresbiologe John E. Croft nahm diese Beobachtungen auf und begann systematisch mit der Erforschung des Muschelgeheimnisses. In den kristallklaren Gewässern des Golfs von Hauraki im Norden Neuseelands wird durch McFARLANE die Meeresmuschel angebaut. Weitab von den Fahrtrouten der Schiffahrt und unter ständiger strengster Wasserkontrolle wachsen die Muschelbänke und werden in bestimmten Zyklen für die Laboratorien von McFARLANE geerntet.
Nach einem verfeinerten Gefriertrocknungsverfahren werden bestimmte Teile der Muschel - die Gonaden - getrocknet, der so gewonnene Extrakt pulverisiert und zu Kapseln verarbeitet.
Das Geheimnis jener Muschel liegt zu einem in jenem begrenzten Anbaugebiet des Hauraki-Golfs, dessen Wasser besonders rein und nährstoffreich ist, sowie in bestimmten definierten Strömungsverhältnissen des Meerwassers.
Das ist die Voraussetzung für den hohen Wirkstoffgehalt des Muschelextraktes. Zum weiteren gewährleistet die spezielle Aufbereitung des Extraktes durch die McFARLANE-Laboratorien die volle Erhaltung der aktiven Wirkstoffe der Meeresmuschel.
Die Wirkstoffe sind klar definiert und bestehen aus Proteinen, Enzymen, Kohlehydraten, Vitaminen der Gruppe A und B, einem definier-

ten Anteil von Haupt- und Spurenelementen, Aminosäuren sowie - als Hauptwirkungskomponente - Mucopolysacchariden.

Diese Stoffkombination gewährleistet die hohe Wirksamkeit jener Meeresmuschel, die - aufbauend - energieliefernd - regenerierend - stimulierend - als Diätikum zur Ernährung des Bindegewebes als "SEATONE" auf dem Markt ist.

SEATONE
- reduziert die Eiweißzusatznahrung.
- macht Anabolika und Enzympräparate überflüssig.
- unterliegt nicht der Dopingkontrolle, da die Wirksubstanzen physiologisch, d.h. den körpereigenen Substanzen eng verwandt sind.
- ist ein ein reines Naturprodukt, ohne Nebenwirkungen.
- enthält Mucopolysaccaride, das bindegewebsspezifische Substrat für den Hochleistungssportler, in resorbierbarer Form.

SEATONE
- enthält hochwirksame Substanzen, die Gelenk- und Muskelschmerzen lindern können, sowie Amino-Fettsäuren, Vitamine und Proteine, die eine stark vitalisierende und den Stoffwechsel
- regulierende Wirkung haben. Viele Patienten mit chronischen Rheumaschmerzen wurden damit fast völlig beschwerdefrei.

Der "RuWe-Fernbehandler"
Ein neues Gerät mit Namen "RuWe-Fernbehandler" habe ich mit einem leider schon verstorbenen Freund entwickelt und zur Zeit in der Erprobung. Das elektronische Gerät arbeitet mit einer sogenannten dreifachen Nautilusschnecke, mit der auf einer Gradeinteilung von 0 - 400 entsprechend einer Behandlungstabelle die ermittelten Symptome eingestellt werden können. Nun wird auf eine eingearbeitete Kupferplatte ein Bild der Person gelegt, die bestrahlt werden soll. Das Bild enthält die Strahlungswerte des Dargestellten und kann damit wie eine persönliche Anwesenheit gewertet werden.
Daneben werden Probefläschchen der frei erhältlichen Arzneien nach der schon von mir geschilderten Selbstmedikation an eine Verbindung

zu der eingebauten Antenne angeschlossen und somit fernübertragen. Die Leute, mit denen ich schon viele Versuche durchgeführt habe, erklärten übereinstimmend, sich danach besser zu fühlen. Auch bei Skeptikern hatte ich schon überwiegend Erfolge zu verzeichnen. Die Entfernung ist unwesentlich, da es sich hier um eine feinstoffliche Übertragung der Schwingungsmuster von Arzneien handelt ähnlich der Homöopathie, wo auch nur noch Schwingungswerte vorhanden sind und keine Moleküle mehr. Natürlich werden viele dem Ganzen argwöhnisch gegenüber stehen, was ich natürlich gerade in Deutschland, dem Land der Skeptiker und Denker, annehme.

Naturkräfte bewirken Heilungsvorgänge

Die anthroposophische Pharmazie dient einer rationellen Therapie, die auf den genannten Zusammenhang des Menschen mit den Naturreichen beruht. Dabei baut sie auf Rudolf Steiners Forschungsergebnissen auf. Ausgangsstoffe, die dem Mineralbereich entnommen werden, haben in homöopathisch zubereiteter Form eine direkte Wirkbeziehung zur Ich-Organisation, indem sie deren Fähigkeit unterstützen, den physischen Leib (wieder) zu beherrschen und die Fülle der Einzelprozesse zu integrieren. Pflanzliche Ausgangsstoffe wirken primär auf den Astralleib, auf das Seelische und regulieren dessen Beziehung zu den Lebensvorgängen des Ätherleibes. Ausgangsstoffe tierischer Art wirken im menschlichen Organismus direkt auf die Vitalvorgänge des Ätherleibes und regulieren sein Verhältnis zum Astralleib. Menschliche Substanzen (Bluttransfusionen, Humanalbumin u.a.), die dem menschlichen Organismus verabreicht werden, haben eine wesentliche Bedeutung für seinen physischen Leib. Aufgrund dieser Beziehung ergeben sich je nach Krankheitsbild die Zusammenhänge mit bestimmten Ausgangsstoffen aus den Naturreichen für die Heilmittelzubereitung.

Ein aus der Natur entnommene Heilsubstanz kann nur in seltenen Fällen ohne Anwendung eines pharmazeutischen Verfahrens im menschlichen Organismus eine Heilwirkung entfalten. Somit ist das Herstellungsverfahren Bindeglied zwischen Natursubstanz und Mensch. Es kommt dabei nicht nur auf die arzneiliche Form an, in welcher ein Stoff verabreicht wird (Tabletten, Pulver, Tropfen, Salbe usw.), sondern auf die pharmazeutische Bearbeitung, welche die Substanz so verwandelt, daß sie vom menschlichen Organismus aufgenommen, die gewünschte therapeutische Wirksamkeit entfalten kann. Somit besteht die Aufgabe des Pharmazeuten darin, in Fortsetzung der Naturgesetzmäßigkeit, das gewünschte Heilprinzip in den Stoffzusammenhängen herauszuarbeiten und in eine geeignete arzneiliche Form zu übertragen.

Dazu bedient er sich verschiedenster pharmazeutischer Verfahren, wie zum Beispiel:

1. Verfestigungs- und Mineralisierungs-Prozessen (z.B. kristallisieren, trocknen usw.)

2. Verflüssigungs-Prozessen (z.B. lösen, schmelzen usw.)

3. Verluftungs-Prozessen (z.B. destillieren usw.)

4. Verbrennungs-Prozessen (z.B. verkohlen, veraschen usw.)

Durch gezielte Anwendung dieser elementar verschiedenen pharmazeutischen Verfahren können die natürlichen Ausgangssubstanzen so zu Heilmitteln verarbeitet werden, daß besondere Beziehungen zur Wirkungsweise der einzelnen menschlichen Wesensglieder entstehen.

Die pharmazeutischen Verfahren nehmen bestimmte, von den Wesensgliedern sonst zu leistende physiologische Prozesse vorweg. Das Potenzierungsverfahren beispielsweise bewirkt, daß die Heilsubstanz stufenweise durch rhythmische Verschüttelung bzw. Verreibung verdünnt wird und daß das dabei verwendete Verdünnungsmedium (z.B. Wasser) dadurch eine neue, dem Ausgangsstoff entsprechende Konfiguration eingeprägt bekommt. Auf diese kommt es bei potenzierten Arzneimitteln vor allem an - nicht allein auf die Stoffmengen, die Verwendung finden.

In der anthroposophischen Pharmazie werden auch Wärmeanwendungen sehr spezifisch zwischen Zimmertemperatur und mehreren 100 Grad Celsius gehandhabt, um der Stofflichkeit dadurch eine bestimmte Qualität zu geben.

Die vielen möglichen pharmazeutischen Prozesse können in vielfältiger Weise kombiniert werden. Das gleiche gilt naturgemäß auch für die verwendeten Substanzen.

So wie die Medizin nicht nur Wissenschaft, sondern besonders in der Therapie auch Kunst ist, wird die Pharmazie dann zur Kunst, wenn wirksame "Kompositionen" der angewendeten Substanzen und Verfahren entwickelt und gehandhabt werden.

Dr. med. Jürgen Schürholz

Homöopathie

Die Information in einem Wassertropfen könne den Menschen gesund machen, ist der eigentliche Grundsatz der Homöopathie.

Deshalb vertrauen immer mehr Kranke auf homöopathische Tropfen, Tabletten und Injektionen. Diese bestehen aus mineralischen oder pflanzlichen Substanzen, die mit Wasser oder Alkohol zu hohen Potenzen verdünnt werden. Nach dem Kenntnisstand der Wissenschaft können in dieser Substanz keine Moleküle der ursprünglichen Essenzen mehr vorhanden sein. warum ist eine solche Therapie trotzdem wirksam und wie funktioniert sie?

Die Forscher Professor Gutmann und Dr. Resch vom Institut für Anorganische Chemie an der TU Wien untersuchten das Heilsystem von Dr. Samuel Hahnemann (1755-1843), des Schöpfers der Homöopathie.

Die beiden Forscher lüfteten das Geheimnis und geben es in einem Artikel im *"P.M.-Magazin"* (8/91) bekannt:

Fremdmoleküle im Wasser bilden untereinander mechanische Schwingungsmuster. Je weniger Moleküle vorhanden sind, desto stärker kann sich die Schwingung ausbreiten. Eine Art von molekularem Gedächtnis sorgt dafür, daß die Schwingungen auch dann erhalten bleiben wenn die Moleküle, die ursprünglich die Schwingung verursachten, aus der Lösung inzwischen verschwunden sind.

Grafisch dargestellt sieht es wie folgt aus: Rund um ein Fremdatom bildet sich im Wasser eine bestimmte Struktur, die auch dann noch nachgewiesen werden kann, wenn das Atom selbst verschwunden ist; d.h. der Körper erhält durch homöopathische Medizin positive Schwin-

gungen. Krankheiten bedeuten nichts anderes, als daß zu wenig oder negative Schwingungen im Körper vorhanden sind.
Diese fehlenden minimalen positiven Schwingungsstrukturen werden durch die Einahme homöopathischer Heilmittel im Bewußtsein aufgenommen, und der in die Körperlichkeit gefallende Bereich auf eine höheres Niveau transformiert. Der Mensch wird von seinem Leiden befreit und geheilt.

In diesem Kapitel möchte ich über homöopathische Mittel, Mineralsalze, Komplexmittel und auf dieser Basis aufgebauten Arzneien und Heilmittel berichten.
''Die ganze Krankheit erregende Wirksamkeit der einzelnen Arzneien muß bekannt seyn, das ist, möglichst alle die krankhaften Symptome und Befindensveränderungen, die jede derselben besonders zu erzeugen fähig ist, müssen erst beobachtet worden seyn, ehe man hoffen kann, für die meisten natürlichen Krankheiten treffend homöophatische Heilmittel unter ihnen finden und auswählen zu können.''
(Dr. Samuel Hahnemann, *''Organon der Heilkunst''*, §111, Seite 219, 2. Auflage, Dresden 1819)

Wie ein Deckel zum Topf, so muß in der klassischen Homöopathie jede Arznei zur Krankheit und zum kranken Menschen passen.
Hat der Homöopath das Mittel der Wahl für den Patienten gefunden, so ist ganzheitliche Heilung durchaus möglich.

Dr. med. Helmut Cubasch sagte einmal: ''Homöopathie ist ein offenes, entwicklungsfähiges Medizinsystem. Im Gegensatz zur etablierten Medizin bewährt es sich seit Jahrhunderten für Pflanzen, Tiere und Menschen''.

Der Erfolg der Homöotherapie hängt von der Anwendung des für den erkrankten Menschen im Sinne des Ähnlichkeitssatzes gewählten arzneilichen Simile einerseits und von der kritischen Auswahl der für die homöopathische Behandlung geeigneten Krankheitszuständen andererseits ab. Die Wahl des treffenden Simile setzt eine gute Kenntnis der homöopathischen Materia medica voraus, die man sich aus den bekannten älteren und neueren Arzneimittellehren aneignen muß. Die Bestimmung einer genauen Diagnose im üblichen Sinne unter evtl. Zuhilfenahme aller verfügbaren technischen Hilfsmittel ist auch für die homöopathische Behandlung eine selbstverständliche Voraussetzung. Sie dient nicht nur der diagnostischen Klärung des bestehenden Leidens, sondern auch der Feststellung, ob der pathologische Zustand für die Homöotherapie geeignet ist. Konstitutionelle und funktionelle Störungen, Unordnungen im gesamten vegetativen Nervensystem, alle Neuralgien, viele entzündliche und degenerative Prozesse sämtlicher Gewebe lassen sich mit Erfolg homöopathisch behandeln.

Seitdem sich die Neuraltherapie nach HUNEKE weitgehend durchgesetzt hat, findet in der Homöopathie die Injektionstherapie stärkere Beachtung. Man verbindet dabei gern die Erfolge der Segmenttherapie mit den spezifischen Substanzwirkungen verschiedener Arzneien. Die wichtigste Voraussetzung des Behandlers zur erfolgreichen homöopathischen Behandlung aller bekannten pathologischen Störungen ist und bleibt die konsequente Anwendung der homöopathischen Arzneimittel nach dem Ähnlichkeitssatz:

''Similia similibus curentur! Ähnliches wird durch Ähnliches geheilt''. Dies finden wir auch in dem aus dem Griechischen stammende Wort ''Homöopathie'' wieder: ''homoion'' = ''ähnlich'', ''pathos'' = ''Leiden''. Samuel Hahnemann erkannte die Gesetzmäßigkeit, daß jedes Mittel die Symptome heilt, die es auch bei einem gesunden Menschen hervorruft. Er erkannte auch, daß Krankheit nichts anders ist als die Verstimmung des Lebenskräfte-Verhältnisses, die eine Veränderung im Körper hervorruft. Es ist etwas, das unserem Bewußtsein fehlt, wie auch ein Arzt fragt: Was fehlt Ihnen denn? obwohl der Patient das meistens garnicht weiß, denn das soll ja der Arzt durch die Anamnese erst herausfinden.

Der Patient kann dem Arzt nur seine subjektiven Empfindungen schildern, um ihn bei seiner Krankheitsfindung zu unterstützen.

Therapie mit Mineralstoffen, der Biochemie nach Dr. Schüßler
Im Jahre 1873 veröffentlichte der deutsche Arzt Dr. med. Wilhelm Schüßler einen Artikel in der *"Allgemeinen Homöopathischen Zeitung"* mit dem Titel *"Eine abgekürzte Homöopathische Therapie"*, in dem er zum Ausdruck brachte, daß ihm die ''allgemein üblichen Arzneien entbehrlich geworden seien, und er mit zwölf anorganischen Stoffen, das heißt physiologischen Funktionsmitteln des Organismus operiere''. Er habe die Überzeugung gewonnen, daß man mittels derselben auf dem kürzesten Wege zum Ziel gelangen könnte.

Ein Jahr später, 1874, entschloß sich Schüßler, die Grundsätze seiner reduzierten homöopathischen Therapie einem größeren Kreise bekanntzumachen. Im Buchhandel erschien seine Broschüre *"Eine abgekürzte Therapie, gegründet auf Histologie und Cellular-Pathalogie"*. Diese Formulierung klingt schon wesentlich anders.
Die Homöopathie wird darin nicht mehr erwähnt. Schüßler schreibt später: ''Mein Heilverfahren ist aber kein homöopathisches, denn es gründet sich nicht auf das Ähnlichkeitsprinzip, sondern auf die physiologisch-chemischen Vorgänge, welche im menschlichen Organismus sich vollziehen''. Es ist das Verfahren, das er in den folgenden Jahren als Biochemie bezeichnete.

Physiologie (griech. physis=Natur) ist die Wissenschaft von den chemisch-physikalischen Vorgängen in lebenden Organismen. Die physiologische Chemie beschäftigt sich mit den daran beteiligten Stoffen und ihren Wirkungen.
Ein Exponent für dieses neue Bewußtwerden war der holländische Physiologe J. Moleschott (1822-1893), der in seinem *"Kreislauf des Lebens"* (1852) über die Bedeutung der anorganischen Salze im Organismus berichtete. In diesem Werk befindet sich u.a. der Satz: ''Der Bau

und die Lebensfähigkeit der Organe sind durch die notwendigen Mengen der anorganischen Bestandteile bedingt.''

Anorganische Salze sind - wie Kochsalz, Höllenstein und Bittersalz - kohlenstofffreie Verbindungen, während sinngemäß organische Salze und andere organische Stoffe kohlenstoffhaltige Verbindungen sind. Hier wären zum Beispiel Zucker, Benzol oder Alkohol zu nennen. Man war früher der Ansicht, daß solche organischen Stoffe nur in lebenden Organen gebildet werden könnten. Das ist nicht der Fall, wie sich später herausgestellt hat. Die Unterscheidung organische bzw. anorganische Chemie wurde jedoch aus didaktischen Gründen beibehalten.

Schüßler wurde stark beeinflußt durch den Begründer der Cellular-Pathologie (Pathologie=Lehre von den Krankheiten und ihren Ursachen), R. Virchow (1821-1902), der mit seiner bahnbrechenden Anschauung, daß alles Leben, auch die pathlogischen Vorgänge, an das Gewebe, an den ''Zellenstaat'' gebunden sind, bis heute nachwirkt. ''Das Wesen der Krankheit ist die Krankheit der Zelle'' ist ein Wort Virchows. Von ihm erschien im Jahre 1872 die 4. Auflage seiner *''Cellular-Pathologie''*, die Schüßler mitten im geistigen Aufbruch traf, in der Loslösung aus den bisherigen Bindungen zur Homöopathie und im letzen Werdeprozeß seines neuen Heilverfahrens.
Schüßler stimmte Virchow darin überein, daß die Grundursache aller Lebensvorgänge, sowie die Ursache der Veränderungen von Organen und Geweben, in der Erregbarkeit der Zelle zu suchen ist und daß somit die Entstehung und das Wesen einer Krankheit im wesentlichen auf die Tätigkeit der Zellen zurückzuführen sei.

Die Erkenntnis, daß die normale Tätigkeit der Zelle von einem normalen Gehalt an anorganischen Salzen abhängig sei, war für Schüßler der konsequente Schritt zum weiteren Ausbau seiner biochemischen Therapie. Die Abweichungen von dem Normalgehalt an anorganischen, an Nährsalzen, insbesondere den Mangel an diesen, bezeichnete er als Ursache der Krankheiten. Die Therapie bestand für ihn folgerichtig darin, im Krankheitsfall das Defizit an anorganischen Stoffen durch deren medikamentöse Zufuhr auszugleichen. Hier ist nicht obligatorisch an eine Substitution im Sinne des ''Fehlendes durch Fehlendes zu ersetzen'' zu denken, sondern eher an die Auslösung eines Reizes, an die Übertragung einer Information, die die Zellen instand setzen, die für sie lebenswichtigen anorganischen Salze wieder vermehrt ''zur Erhaltung der inneren Konstanz'' aus der Nahrung aufzunehmen. Der Cellular-Pathalogie Virchows stellte Schüßler seine Cellular-Therapie an die Seite. Heute lassen sich die Ideen Schüßlers unschwer nachvollziehen. Das Wissen um die Funkion der anorganischen Salze im Stoffwechsel, die Rolle der Spurenelemente und die Bedeutung einer ausgewogenen Ernährung ist Allgemeingut geworden.

Diese Grundlagen wurden im Zeitalter der Naturwissenschaften durch die Beiträge von Biologie, Medizin, Physiologie und vor allem durch die Chemie wesentlich erweitert. Sie sind heute Bestandteil der allgemeinen Biochemie, verstanden als umfassende Disziplin des Wissens über die Gesetzmäßigkeiten des Lebens, wonach jede Lebensäußerung, also auch jede Krankheit, ja selbst geistige Leistungen und seelische Regungen mit dem Ablauf einer für sie spezifischen chemischen Umsetzung innerhalb der Zellen verbunden ist. Die mineralischen Stoffe, von denen in diesen Ausführungen die Rede ist, spielen bei biochemischen Prozessen eine wesentliche Rolle.

Wenn wir heute von einer Klinischen Biochemie sprechen, so hat diese, ganz im Sinne Schüßlers, die Aufgabe, den gestörten Chemismus eines Lebewesens wieder zu normalisieren. Aus der damaligen Sicht leitete Schüßler deshalb die Berechtigung ab, seiner neuen Therapie in dem von ihm gesteckten Rahmen den Namen B i o c h e m i e zu geben. Der heutige Begriff Biochemie als Biologische Chemie, Physiologische Chemie oder Chemische Physiologie umfaßt weit mehr als Schüßler nur ahnen konnte.

Die zeitbedingte Einschränkung ändert jedoch nichts an der grundsätzlichen Gültigkeit seiner Therapie, die sich seit mehr als 100 Jahren

behauptet hat. Sie braucht in ihrer praktischen Handhabung keine Abstriche vorzunehmen. Im Gegenteil, Schüßler hat vieles vorweggenommen, was im medizinischen Handeln erst viel später Geltung erlangen konnte. Alles andere sind Fragen der Interpretation.
Schüßler und seine Nachfolger haben bewiesen, daß ihr biochemisches Repertoire ein Feld großer therapeutischer Möglichkeiten erschließt. Es ist einleuchtend, risikolos, ganz auf den Menschen abgestimmt und "natürlich" in voller Bedeutung des Wortes. Die Grenzen biochemischen Handelns liegen dort, wo die Biomedizinischen Wissenschaften in den vergangenen Jahrzehnten zu neuen Erkenntnissen auf den Gebieten der Diätik, der Chemotherapie, der physikalischen Behandlung, der Chirurgie, Gynäkologie usw. gelangt sind, die kein Therapeut ignorieren kann.

Aus der Sicht der damaligen Zeit hat Schüßler 12 im Blut und in den Geweben befindliche Mineralsalze in das Zentrum seiner Therapie gestellt. Er nennt sie Funktionsmittel, da jedes von diesen einen Einfluß auf bestimmte Funktionen der Körperorgane ausübt.
Es sind:

1. Calcium fluoratum
2. Calcium phosphoricum
3. Ferrum phosphoricum
4. Kalium chloratum
5. Kalium phosphoricum
6. Kalium sulfuricum
7. Magnesium phosphoricum
8. Natrium chloratum (muriaticum)
9. Natrium phosphoricum
10. Natrium sulfuricum
11. Silicea
12. Calcium sulfuricum

Üblich ist auch die äußerliche Anwendung der Mineralsalze - mit Ausnahme des Calcium sulfuricum - in Form von Salben. Es gibt Salben von den Mitteln 1 bis 11 nach der obigen Numerierung. Sie haben ein äußerst vielseitiges Indikationsgebiet.

Mit fortschreitender Erkenntnis in der biochemischen Forschung konnte es nicht ausbleiben, daß seit Schüßlers Tod weitere Mineralstoffe im Gewebe und im Blut bekannt wurden, denen für die Gesundheit des Organismus ebenfalls medizinische Bedeutung eingeräumt wird. Sie werden sinngemäß als Ergänzungsmittel bezeichnet und sind in geeigneten Fällen Bestandteil der biochemischen Behandlung. Der Sinn und die Notwendigkeit ihrer Anwendung wird gelegentlich in Frage gestellt. Vor allem die Vertreter der "klassischen" Mittel nach Schüßler stehen meist auf dem Standpunkt, daß die Ergänzungsmittel weitgehend entbehrlich seien. Andere Verordnerkreise möchten jedoch auf die Ergänzungsmittel nicht verzichten. So steht Meinung gegen Meinung. Für jede läßt sich argumentieren.

Ursprünglich 5 Ergänzungsmittel nach Schöpfwinkel, sind diese im Laufe der Zeit auf ebenfalls 12 erweitert worden. Es handelt sich um solche Mineralstoffe, die Aluminium, Arsen, Brom, Jod, Kupfer, Lithium, Mangan und Zink enthalten.

Es sind:
13. Kalium arsenicosum
14. Kalium bromatum
15. Kalium jodatum
16. Lithium chloratum
17. Manganum sulfuricum
18. Calcium sulfuratum
19. Cuprum arsenicosum
20. Kalium-Aluminium sulfuricum
21. Zincum chloratum
22. Calcium carbonicum

23. Natrium bicarbonicum
24. Arsenum jodatum

Wenn sich Schüßler auch immer mehr von der Homöopathie und dem Ähnlichkeitsprinzip entfernte, blieb er in der pharmazeutischen Praxis bei den homöopathischen Herstellungstechniken, die er aus jahrelanger Erfahrung gut kannte. Hier wie dort kommt es auf gezielte Arzneireize an, die das Heilbestreben des Körpers in angemessener Weise unterstützen oder anregen. Hierzu sind nur kleinste Stoffmengen in feinster Verteilung fähig, wie sie in etwa Konzentrationen im Blut und im Gewebe des Menschen entsprechen.

Die Funktionsmittel Schüßlers und die Ergänzungsmittel werden in Milchzucker verrieben, nach den Regeln der Homöopathie potenziert und tablettiert. Dieses Verfahren garantiert größte Aufgeschlossenheit der Wirksubstanz(en), verbunden mit höchster Reaktionsfähigkeit der einzelnen Stoffe. Die biochemischen Mittel erreichen dabei etwa Molekülgröße und können in dieser Form als Ionen die Zellmembran passieren. Störungen der Molekularbewegung, wie sie für kranke Zellen typisch sind, werden durch die gleichartigen Mineralsalzmoleküle beseitigt und damit die Hemmung des Stoffaustausches zwischen Zelle und extrazellulärem Gewebe aufgehoben. Die Zelle kann sich biologische-biochemisch regenerieren.
Die biochemischen Mittel bewirken die Wiederherstellung des zum normalen Funktionsablauf der Zelle notwendigen Ionengefälles.
Das hört sich vielleicht etwas schwierig an; die Vorgänge sollten aber doch für diejenigen im Überblick angedeutet werden, die nach einer, wenn auch vereinfachenden, wissenschaftlichen Erklärung der Wirkungsweise biochemischer Mittel suchen.

Die Funktionsmittel sind als Tabletten zu 0,25 g in den Potenzen D 3, D 6 und D 12 erhältlich. Die Ergänzungsmittel in den Potenzen D 6 und D 12. Die biochemischen Salben enthalten die mineralischen Wirkstoffe stets in der 6. Dezimalpotenz.

Führend in der Herstellung der biochemischen und homöopathischen Mittel mit einer über 100jährigen Tradition ist die Deutsche Homöopathie-Union (DHU). Die Zubereitungen der DHU sind von hoher Qualität, zuverlässig wirksam und sicher in der Anwendung.
Die DHU bietet eine bewährte biochemische Haus- und Reiseapotheke an. Diese enthält alle 24 biochemischen Mittel und 2 Salben.

Diese Hausapotheke ist bei mir immer griffbereit und wohl gefüllt, ein sogenanntes Schatzkästlein mit durchaus helfendem Inhalt.
Eine diesbezügliche Aufstellung und die entsprechende Verwendung finden Sie in meinem Buch: *"Mit Pendel und Wünschelrute die Welt anders sehen und fühlen"*.

"Naturheilkunde mit den Erkenntnissen der Wissenschaft gesehen ist im Grunde der modernste und umfassendste Wissenszweig der Medizin.
Sie anerkennt die weisen Regulationskräfte des Organismus, berücksichtigt die Wechselbeziehung zwischen Seele und Körper und schließlich liegt ihre Zukunft in der Aufdeckung der geistigen Ursachen von Krankheiten" schreibt Walter Binder in seinem Buch *"Die Natur der beste Arzt"*.

Tiere gesund durch Homöopathie
Nicht nur Menschen können gesund werden durch Homöopathie, sondern auch unsere Tiere. Speziell für Hunde und Katzen gibt es bereits Tierärzte, die damit unsere Lieblinge behandeln und große Heilerfolge erzielen. Darüber gibt es schon ein Buch mit dem Titel *"Unsere Hunde/ Katzen gesund durch Homöopathie"* von dem Tierarzt H.G. Wolff. Wer ein Anhänger der Naturheilkunde ist und seinen Tieren damit helfen möchte, für den ist das Buch eine große Hilfe.

Existenz Gottes und Gesundung

Die Erdenmenschheit, insbesondere die Wissenschaft, hat noch nicht begriffen, daß sie, geistig gesehen, im Rückstand lebt. Statt zu einer höheren Erkenntnis zu kommen, streitet man sich immer noch nach vielen tausend Jahren der Entwicklungsmöglichkeiten um die bedeutendste Frage der menschlichen Existenz und um Gott. Ein Teil der Menschheit glaubt an einen individuellen Schöpfer, aber sie hat trotzdem ein falsches Bild von seiner wahrhaftigen Existenz.

In der Lebenshälfte erreicht der Mensch die Basis. Dort vollzieht sich die Umkehrung. Voller Kraft und mit Wissen geladen wird des Menschen Lebenszeit immer weniger, um, wenn die Spitze erklommen ist, dort wieder auszutreten und den Weg der Vergeistigung, aus dem er gekommen ist, neu zu beschreiten.

Oben an der Spitze ist die winzige Eintrittsstelle des Lebens, der Anfang. Mit jedem Tag verbreitert sich das Wissen und die Größe des Geistes, um im Alter die breiteste Stelle zu erreichen, das Ende des Lebens auf dieser Erde. Ein neues uns noch unbekanntes Leben im Jenseits voller Glück und Zufriedenheit beginnt, wie wir annehmen, ohne Schmerz, ohne Neid, ohne Habgier, aber mit vielen Bekannten, Freunden und Verwandten. Ein neues Leben in Licht und Glückseligkeit erwartet uns, deshalb braucht niemand Angst vor dem Tod zu haben, eher vor dem Sterben in unserer hektischen Zeit.

Aber ein Weiterleben mit Gott, in Gott und mit uns selbst als ein von Gott erschaffenes Wesen, wird uns für das schwere Erdenleben entschädigen. Was Gott betrifft, so kann ich natürlich nicht die Vorstellung des von den Kirchen allgemein angenommene Menschenebenbildes annehmen, denn für mich ist Gott ein energetisches Universalgenie, ein Wesen, das sich für immer und ewig unseren Blicken entzieht, aber dennoch vorhanden ist. Er wirkt weniger auf einer Erde, die von unmöglichen Menschen bevölkert wird, denen anscheinend nur die

Zerstörung seiner einmaligen Schöpfung wichtig erscheint mit wenigen Ausnahmen, sondern sein Wirken ist mehr seinen nicht sichtbaren Sphären vorbehalten, in denen er überall und nirgends, sichtbar und unsichtbar, vorhanden ist. Denn dort ist Gottes wahres Reich, denn seine Reich komme, so wie im Himmel also auch auf Erden. Aber auf der Erde wird es erst kommen, wenn die Menschen wieder zu ihm zurückgekehrt sind und das wird wohl noch eine Weile dauern, denn zu solchen Menschen, wie den heutigen, würde sein Kommen nur einer erneuten Kreuzigung gleichen, denn die haben wir schon einmal erlebt und wollen sie nicht noch ein zweitesmal erleben. So laßt uns weiterhin warten auf den Tag des Herrn.

Auch haben wir die Nächstenliebe verlernt, denn jeder kennt nur noch sich selbst, sein eigenes Gewinnstreben und wenig Verantwortung anderen gegenüber. So kann keine Welt gesunden, geschweige denn überleben.

Solange wir heute lebenden Menschen unsere Einstellung zu Natur und Gott nicht ändern, werden wir nie das Reich Gottes erlangen, geschweige denn ein friedliches Nebeneinanderleben.

Wie wir gerade heute erleben, rächt sich die Natur an den Menschen für die ihr angetanene Schmach und Zerstörung, indem sie selbst beginnt, zurück zuschlagen mit Erdbeben, Überschwemmungen, Orkanen, Vulkanausbrüchen und ähnlichem mehr. Das wird sich solange verstärken, bis wir unsere Schuld einsehen und eine Änderung herbeiführen. Aber das wird noch dauern, wenn das Gewinnstreben noch vor der Erhaltung der Natur steht.

Für die meisten Menschen zählt zuerst die Materie, ihr gilt ihre ganze Entwicklung. Für Sie, liebe Leser, und mich zählt zuerst der Geist, ihm gilt unsere und meine ganze Aufmerksamkeit; die Materie steht erst an zweiter Rangordnung.

Der Gottesglaube als evidentes Wissen ändert das Verantwortungsgefühl des Menschen im positiven Sinne auf fast allen Gebieten.

Mit dem höheren Verantwortungsgefühl werden dann aber auch die Ziele und Maßnahmen der Politik und andere zum Guten hin verändert. Aber das wird noch lange dauern, denn hier fehlt immer noch die Einsicht und das Wissen um die Natur des Menschen und GOTT. Es ist das Versagen der Wissenschaft, wenn sich Erdenbewohner in völliger Unkenntnis der Zusammenhänge zwischen Geist und Materie Philosophien und Religionen geschaffen haben, die das Leben der Rassen und Völker miteinander nicht ermöglichen, sondern durch scharfe Abgrenzungen in jeder Hinsicht unmöglich machen.

Solange die Wissenschaft den Zufall als GOTT ansieht, gibt es keinen geistigen Fortschritt und auch kein friedliches Zusammenleben der Völker.

Jede Religion ist von Menschen erdacht und nicht von Gott gegeben, denn wenn die Menschen einen Weg zu Gott suchen, werden sie ihn auch finden, aber nicht als Menschenebenbild. Fühle die Gegenwart des Göttlichen, denn Gott liebt uns alle, den Guten wie den Bösen, sage aber nie: ''ich fühle Gott'', weil sonst Gott zum Objekt würde, was er nie sein wird und nie war.

Die letzte Wahrheit ist nur eine einzige - ohne einer zweiten.
Man möge sie Brahman nennen oder Gott, erhabenstes Wesen,
Manitu, ewiger Geist, Pramatman, höchste Energie oder sonstwie.
Nur die Namen können verschieden sein - die Wahrheit bleibt
immer dieselbe.

GOTT hat weder einen besonderen Namen noch eine besondere Form!

Positives Denken - Visualisierung - Meditation

Denke positiv
Das Göttliche kann auch ein Hinweis zum positiven Denken und Handeln sein, denn nur mit dieser Einstellung kann ich Krankheiten besiegen.

Man kann nicht sagen: ''Wir sind arm, weil Gott es so will'' nein, denn wenn wir arm sind, muß es doch an etwas anderem liegen als an Gott. Überlegen wir doch einmal, ob wir den festen Willen und das positive Denken dazu haben, reich zu werden? Habe ich genug Energie, mich emporzuarbeiten? Will ich gesund werden? Das sind doch die Fragen, die wir uns erst einmal stellen und beantworten müssen.

Als ich wußte, was ich wollte, und meine Gedanken positiv darauf verwendete, betete um das Wissen und den Erfolg, trat er plötzlich ein. Auf Kranke umgemünzt, denken Sie immer positiv daran, gesund zu werden. Ihr Wissen um die Krankheit und das positive Denken, daß Sie davon geheilt werden und daß es dafür auch entsprechende Heilmittel gibt, ist schon der halbe Weg zur Gesundung.
Natürlich genügt nicht allein das positive Denken, was Sie brauchen, ist auch die Verbindung zu Gott, denn er will ja, daß es uns gut geht und er hilft uns dann, wenn wir bereit sind, selbst etwas zu tun. Kranke Menschen hätten nie gemerkt, daß sie geheilt sind, wenn sie nicht auf Gottes Befehl aufgestanden oder alternative Heilmittel zu sich genommen hätten, die dann auch geholfen haben.

Angst und Sorgen sind nicht nur die Einstellung einer negativen Geisteshaltung, sondern überwiegend mangelndes Gottvertrauen.
Denn: ''Wenn ich mich einem Problem gegenübersehe, das aus Unverständnis anderen gegenüber entstanden ist, muß ich zunächst nicht erst bei mir suchen und beginnen mich zu ändern? Meistens entdeckt man seine eigene negative Einstellung und das Problem lag gar nicht beim

Anderen. Wenn man dies erkennt, sind mit einem Schlag alle Schwierigkeiten aus der Welt geschafft!!''

Wir verwenden auch das positive Denken, wenn wir Kontakte mit unseren Mitmenschen oder der objektiven Wirklichkeit herstellen. Unsere Phantasie ist das Denken, das wir benutzen, um in Berührung mit unserem Inneren, der subjektiven Wirklichkeit, zu kommen, denn Bilder formen die Zusammensetzung des Innenlebens.

Wenn Du etwas Neues schaffst, egal was es auch ist, irgend etwas. Wenn Du also etwas Neues schaffst, dann nimmst Du Anteil an der schöpferischen Allmacht von Gott. Wenn du kreativ bist, bist du im Einklang mit dem Göttlichen. Wenn du schöpferisch bist, dann ist das Göttliche durch dich hindurch kreativ - und es erfüllt dich mit Freude. Wiederholst du etwas, dann wiederholst du es allein ohne das Göttliche, denn nur das Neue, Schöpferische, Kreative ist neu, also nur in diesem Falle dringt das Göttliche in dein Herz. Du trägst eine neue Melodie in dir, aber solange du diese Melodie nicht spielst, bist du niemals erfüllt vom Göttlichen.

Musik kommt der Meditation am nächsten und ist ein Weg zur Meditation und vielleicht der schönste von allen. Meditation ist die Kunst einen klanglosen Klang zu hören, einen endlosen Weg zu gehen, an einem See zu stehen, ohne Augen zu sehen und nur der Stille zu lauschen. Die Stille hat ihren eigenen Klang und ist lebendig in dir, sogar sehr lebendig, und du fühlst dich trotzdem sehr ruhig, sehr still in einer ganz anderen Dimension deines Seins und du fühlst dich auf einer anderen Stufe.
Wenn Meditation geschieht, wird dein ganzes Leben zu einem freudigen Ereignis und du wirst das Absurde des Daseins in dir spüren. Zwischen deinem Bewußten und Unbewußten gibt es in Wirklichkeit keine Trennung, denn es gibt keine zwei Arten von Bewußtsein, es ist immer eine Einheit und der Zweck des Lebens ist Bewußtwerdung.

Es hat die Forschung gezeigt, daß positive Gefühle mit einem gesunden Immunsystem verbunden sind. Man kann also mit Hilfe der Technik der Visualisierung negative Vorstellungen eliminieren und durch neue positive Einstellungen ersetzen. Dadurch ist eine Selbstheilung durchaus möglich, obwohl uns die Schulmedizin eine Selbstbehandlung geradezu verbietet. Wir sind eine Demokratie und trotzdem ist so etwas möglich. Meine Einstellung ist die, daß ich ganz allein über meinen Körper verfügen kann und was ich damit anstelle ist auch ganz allein meine Angelegenheit. (Siehe auch das Kapitel ''Selbstmedikation'', Band 1, S. 42ff.) Behandele ich ihn gut, geht es mir auch gut und behandele ich ihn schlecht, muß es mir zwangsbedingt auch schlecht gehen. Das liegt eben in der Natur der Sache.

Das beweist nicht nur, daß der Geist auf den Körper wirkt, sondern daß auch die geistige Vorstellungskraft einen Heilungsvorgang in us bewirken kann. Visualisierungsübungen können durchaus im Krankheitsgeschehen des Körpers positive Einwirkungen im Sinne einer Heilung herbeiführen. Die Wirksamkeit der Imagination, der Macht der Vorstellungskraft also, ist durch viele Berichte über Heilerfolge ebenso ''relevant'' und ''authentisch'' wie die Daten, die bei naturwissenschaftlichen Erfolgen gesammelt werden. Jeder, der um die grundsätzliche Einheit von Körper und Geist weiß, wird nicht überrascht sein, daß Forscher einen Zusammenhang zwischen negativen Gefühlen und Abwehrschwäche festgestellt haben. In der gleichen Weise ruft eine positive Lebenseinstellung auch positive Gefühle wie Freude, Glück, Humor und Einstellung zum Leben hervor.

''Heute müssen wir uns sogar eingestehen, daß wir am Ende unserer Bemühungen größeren und tieferen Rätseln gegenüber stehen, als am Anfang''.

Vielleicht -
nur ein Augenaufschlag
ein Blick
oder ein Lächeln
- nur ein Wort
eine Frage
oder ein Gespräch

- nur eine Kleinigkeit
eine Entdeckung
oder was Gemeinsames

- nur ein Antippen
eine Berührung
oder ein Streicheln

- nur eine Geste
ein Verstehen
oder sonst was, irgendwas

- ist es nur ganz wenig
was einen Menschen
glücklich macht!

Visualisierung
Die Visualisierung ist eine Technik, mit deren Hilfe man alte negative Vorstellungen ausmerzen und durch neue, positive Überzeugungen ersetzen kann. Wenn wir dies beherzigen, wird die Selbstheilung durchaus möglich, denn wird sind immer selbst für unseren Körper und unser Leben verantwortlich.

Ich glaube, daß die Visualisierungstechniken und die Anwendung der Vorstellungskraft zum jetzigen Zeitpunkt in der Menschheitsgeschichte wiederentdeckt wurden, weil sie den Bedürfnissen des Menschen im modernen Leben entsprechen. Die Grundsätze und Einstellungen der heutigen Zeit vermitteln vielen Menschen das Gefühl, sie seien machtlos und könnten mit den Belastungen, denen wir ausgesetzt sind, nicht fertig werden. Besonders bedrückend sind dabei die Ängste des sogenannten ''Massenbewußtseins'' vor globalen Katastrophen wie dem Atomkrieg, Hungersnöten und Massensterben. Es ist schwer, sich von solchen negativen Überzeugungen zu befreien, besonders dann, wenn man selbst davon überzeugt ist.

Die Mittel, uns selbst und unsere Erde zu heilen, stehen uns zur Verfügung. Die kontrollierte Anwendung der Visualisation ist ein solches Mittel - und zwar ein höchst wirkungsvolles, leicht zugängliches. Wenn wir geistige Freiheit erlangen - eine Freiheit, die uns niemand nehmen kann, auch nicht ‚wenn wir im Gefängnis sitzen -, so stehen uns grenzenlose Möglichkeiten offen, etwas für uns selbst und unsere Umwelt zu tun.

Verbinden Sie noch die Visualisierung mit dem metaphysischen Heilen (mit Worten), so besitzen Sie die Macht, Ihrem Körper nur das Positive zu geben, um ihn gesund und funktionstüchtig zu erhalten. Sie erwecken Ihr Unterbewußtsein, das höhere Selbst, nehmen mit ihm Kontakt auf und erleben dann am eignen Körper das Wunder der metaphysischen Heilung. Lernen Sie negative Worte, wie ''unmöglich, kann ich nicht, unheilbar, unfähig, hoffnungslos'' und ähnliche aus Ihrem Wortschatz zu streichen und verwenden Sie nur noch positive Worte. Negatives Denken ist wie eine Krankheit, die sehr schwer aus dem Körper zu bekommen ist. Denken und reden Sie deshalb immer positiv und Ihr gesamtes Leben und Handeln wird sich zum Guten wenden.

Wenn man erst einmal begonnen hat, sein Leben selbst in die Hand zu nehmen, wird man sich erst bewußt, was man vorher versäumt hat - und auch nicht die Verbindung zum Höheren, zum Göttlichen vergessen. Also in Zukunft nur noch positiv denken, handeln und reden!

Was ist Meditation?
Die Mobilisierung unserer Selbstheilungskräfte haben immer etwas mit Meditation zu tun. Also was ist Meditation? Wer weiß es eigentlich genau, was er tut, wenn er meditiert? Etwas geschieht in ihm - mit ihm! Aber was?
Man kann beim Meditieren mehr oder minder deutliche Wirkungen verspüren, doch wer und was ruft sie hervor?

Meditation kommt nicht etwa von ''medium'', sondern vom lateinischen Wort ''meditari'', ''meditor'' und bedeutet ''ich denke nach''

oder auch "ich sinne" und auch "ich übe mich". Das heißt, ich tue etwas, das mit mir, mit meinem Innersten zu tun hat, Nachdenken, Üben, Sinnen. Über was denke ich nach, sinne und übe ich? Am meisten wird den Worten heute eine helfende und heilende Wirkung zugrundegelegt und als Lebenshelfer propagiert, ein Weg der durch bewußte Entspannung und Entkrampfung den Körper und die Seele zu heilen vermag.
Wenn es so ist, so sollten doch alle Kranken meditieren, möchte ich sagen, um alsbald gesund zu werden.

Aber ganz so leicht geht es natürlich nicht, den jeder Weg, der zu helfen und zu heilen verspricht, ist ein steiler Weg, der erst einmal nur bergauf geht. Erst wenn ich den Gipfel erreicht habe, nach vielen Mühen, Geduld, Anstrengung und Entbehrung, wird mir Glück, Gesundheit und Zufriedenheit zuteil. "Also packen wir's an!"

Meditation ist auch eine Bewußtseinseinengung und als Anfang wäre zu empfehlen, sich einen Handlungsablauf vorzustellen. Also folgendermaßen: "Ich stelle mir geistig vor, ich gehe über eine Wiese voller blühenden Blumen, über die ich mich freue und deren unbeschreiblichen Duft ich einatme. Ich komme dabei an einen kleinen Bach, der schnell dahinfließt und in dessen klarem Wasserspiegel ich mich leicht verzerrt sehen kann. Das Rauschen des Wasser versetzt mich in eine tiefe Ruhe und Gelassenheit, so daß ich mich kurz ins Gras lege, um dem Rauschen zu lauschen, dabei nicke ich kurz ein. Als ich wieder aufwache, fühle ich mich wie neugeboren, gestärkt und froh und mache mich so auf den Heimweg". So komme ich langsam wieder ins Tagesbewußtsein zurück.

Es liegt dem Ganzen eine angenehme entspannende Wirkung zugrunde, die aber zu oft praktiziert, die Probleme nur verdrängen und keine positiven Gedanken auf Dauer hervorrufen.
Die Laut-Meditation wird in der Transzendentalen Meditation (TM) mit sogenannten "Mantras" angewendet. Man spricht immer wieder ein

Mantra wie das bekannte "OM" leise vor sich hin oder denkt das Wort nur im Geist. So ist der Geist auf dieses Wort beschränkt und läßt somit andere Gedanken nicht zu. Damit kann man eine schnelle Meditationstiefe erreichen, aber auch eine Beeinflussung durch andere.

Ich für meine Person benutze gerne die Leer-Meditation. Dabei wird an gar nichts mehr gedacht. Hier wird der Charakter des Sich-leer-Machens am deutlichsten, man macht sich willentlich leer von seinen eigenen Gedanken, um Freiraum für die ankommenden Eindrücke, Bilder und Ideen zu ermöglichen. Ohne intensives Üben ist diese Art der Meditation unmöglich, da immer wieder ankommende Gedanken oder Bilder das Leermachen unterbrechen und so auch die Meditation als solche. Aber einmal erreicht, können die transzendenten Einwirkungen ihre volle Wirkung entfalten und positiven Einfluß auf uns nehmen. Aber auch mir gelingt die Leer-Meditation nicht immer.
Der transzendentale Bereich oder auch Astralwelt genannt hat im Denken eine viel größere Bedeutung als in unserem grobstofflichen Leben. In der Welt der feinstofflichen Wesen ist Denken ein abstrakter Vorgang um Situationen unter anderem erfassen und beurteilen zu können. Denken kann im transzendentalen Bereich Beeinflussung und Umwandlung von Materie sein, oder ein sich an einen anderen Ort versetzen.

In diesem Zustand können Sie sich aber auch positive, heilende Befehle geben, die dann im Normalzustand auf Ihren Körper wirken.
Lassen Sie sich aber auch nicht täuschen von der Gefahr, die von anderen während der Meditation auf uns ausgehen kann. Denken Sie nur an Marketing, Werbung, besonders aber an Sekten, die durch Suggestion ganze Heerscharen von Menschen durch ständige Beeinflussungen unter ihr Kontrolle bringen und diesen Menschen mehr schaden als nützen.
Besonders Kinder sind dieser Gefahr ausgesetzt, da unsere Kirchen ihnen heute keine Alternative mehr bieten wie früher. Warum sonst die vielen Kirchenaustritte in der heutigen Zeit, es fehlt die Nähe zu Gott.

Aber nichtsdestotrotz können Sie Ihre Meditationen im Rahmen einer Selbsthilfe weiter ausüben, nur übertreiben sollten Sie es nicht, was ja auch für so vieles andere im Leben gilt.

Hier noch ein regenerierendes Hautöl, das auch wunderbar bei einer Meditation Verwendung finden kann: 5 Tropfen Palmarosaöl, 3 Tropfen Rosenholzöl, 1 Tropfen Rosenöl, 5 ml Sonnenblumenöl und 15 ml Jobaöl. Alles zusammen vermischen und vor einer Meditation den Körper damit einreiben, denn Düfte haben einen direkten Zugang zu jenen Teilen des Gehirns, in denen sich der wichtigste Faktor unseres Lebens abspielt: die Gefühle.

Auch Ärzte empfehlen bei gewissen inneren Spannungen, Erregungen und Abbau von Streß autogenes Training, was durchaus anzuraten ist. Zudem erscheint mir gerade bei der Besserung und Heilung der Krankheit das Wichtigste die seelische Einstellung zu sein. Ein echter, tiefer bis in die allertiefsten Seelengründe reichender Glaube an die vollständige Genesung ist die Grundeinstellung, die ich haben muß, um gesund zu werden. Denken Sie immer daran, daß die Macht der Gedanken nicht zu unterschätzen sind, zumal wenn es um die Heilungskräfte in unserem Körper geht. Erwecken wir diese werden wir gesund.

Zu diesen Ausführungen möchte ich noch die ''Goldwell-Methode'' erwähnen. Dabei geht es darum, Ihre brachliegenden Selbstheilungskräfte zu aktivieren. Haben Sie aber übergroße Probleme und Depressionen, dann benötigen Sie die Logotherapie. Sie hilft Probleme zu lösen und den Sinn des Lebens zu finden.

Die Logotherapie ist sozusagen die ''Psychologie von Morgen''. Hier wird auf liebevolle Weise versucht zu helfen und eine falsche Lebenseinstellung zu korrigieren. Viele junge Menschen leiden heute unter Unsicherheit und Lebensangst, da sie nach einem Ziel suchen, aber nur eine schreckliche Leere vorfinden und ihnen alles negativ im Leben erscheint. Die Suche nach dem Sinn ist vorrangig und versetzt sie in eine Art psychischer Belastung mit allen neurotischen, regressiven oder depressiven Konsequenzen.

Bewußtes Atmen
Viele Menschen haben Probleme mit dem Atmen, denn das Atmen ist für uns lebensnotwendig, aber nutzen wir es auch richtig?
Leider wissen viele nicht die Zusammenhänge der Atmung, denn dann würden sie sich bedeutend wohler fühlen. Atmen ist die erste und wichtigste Körperfunktion des Menschen, denn der Körper kann nur wenige Minuten ohne Atem bzw. Sauerstoff am Leben sein. Wir brauchen ja nicht darüber nachzudenken, was da geschieht, denn die Atmung vollzieht sich ja meist unbewußt durch die unwillkürliche Muskulatur. Erst wenn wir krank werden, die Atemwege verstopft und verschleimt sind, dann fühlen wir den Atem, denn wir können nicht mehr tief durchatmen. Weil wir eben so selten bewußt auf den Atem achten, bemerken wir auch nicht, ob wir falsch oder richtig atmen.

Ich möchte nicht den ganzen Prozeß der gesamten Atmung und was damit alles zusammenhängt erklären, dazu gibt es sehr viel Literatur und viele wissen es sowieso. Jedenfalls, je wirksamer wir atmen, um so mehr Sauerstoff gelangt in unsere Zellen.
Wenn Sie also Schwierigkeiten beim Atmen haben, so sollten Sie sich entweder ein gutes Buch über die Atemtechnik zulegen, oder was natürlich am Besten ist, sich von einem guten Atemlehrer unterrichten lassen.
Atmen hat nach Johannes Walter drei wesentliche Aspekte: Zunächst den physiologischen - die Versorgung des Körpers mit Sauerstoff, das Ausscheiden der Schlacken. Dann einen spirituellen: Man atmet nicht nur die Luft, sondern gleichzeitig die universale Lebensenergie ein, das ''Prana'', wie es die Inder nennen. Wenn man will, ist man über den Atem mit allen Pflanzen, Tieren und Menschen der Erde verbunden. Denn mit jedem Atemzug nimmt man Sauerstoff in sich auf, den die Pflanzen und Bäume produziert haben, und gibt Kohlendioxid ab, den wiederum die Pflanzen und Bäume für ihren Stoffwechsel benötigen.

Zum dritten ist das bewußte Atmen ein Mittel, um Kontakt zum eigenen Körper herzustellen, zu den eigenen Gefühlen. Um mehr über sich selbst zu erfahren und sich seiner Eigenheiten bewußt zu werden. Um schließlich sich selbst so zu akzeptieren, wie man ist, und mit neu gewonnener Selbstsicherheit auf andere zuzugehen.

"Beim bewußten Atmen kommen uns Einsichten in das eigene Leben, spontane kreative Gedanken, neue Lösungsmöglichkeiten für alte Probleme", sagt Johannes Walter. "In meinen Augen sind alle Krankheiten wesentlich durch Angst und Kontaktstörungen verursacht. Und genau da setzt das bewußte Atmen an. Mit der Angst, sich für den Atem zu öffnen, verliert man auch die Angst vor der Welt, im Kontakt zum eigenen Körper wird auch der Kontakt zur Außenwelt leichter."

Bescheidenheit
Kennen wir dieses Wort eigentlich noch, oder ist es auch bei Ihnen nur noch ein Wort. "Haben-Wollen", das ist doch heute das Schlagwort unserer Zeit und die eigentliche Ursache vieler unserer Leiden und Krankheiten. Ruhm, Ehre, Reichtum, Erfolg und Macht sind die Worte, die das Denken und Fühlen der heutigen Generation beherrscht. In der Bibel heißt es so schön: "Was nützt es dem Menschen, wenn er die ganze Welt gewinnt und doch Schaden an seiner Seele nimmt". Der Fehler heute ist, daß wir alles überbewerten, materiell denken und immer noch mehr haben und erreichen wollen und darüber vergessen, das Leben zu genießen. Lästig ist es über das Sein nachzudenken, denn Besitz und Geld ist viel wichtiger. Wir können Glück nur über unser Inneres erlangen, um eins mit der Welt und sich selbst zu sein. Wir müssen wieder lernen, bescheidener zu leben, natürlicher und demütiger zu sein und versuchen, die kleinen Dinge des Lebens wieder zu entdecken.
Denn nur so lernen wir wieder einfach und glücklich zu sein und nicht immerzu zu wünschen, zu wollen, zu fordern. Haben wir nicht schon genug vom Leben und der Natur gefordert und was haben wir ihr dafür gegeben? Umweltverschmutzung, Land- und Meeresverseuchung,

Luftverpestung, Kriege, Leid und Elend sind der Weg, den wir pflastern und unseren Kindern und Kindeskindern hinterlassen.

Ist es das wert? Oder werden wir vernünftig und schrauben unsere Ansprüche nur ein kleines bißchen zurück, werden und leben etwas bescheidener und denken bitte auch einmal darüber nach, daß unser Ansprüche den Ruin anderer und ärmerer nach sich ziehen. Wollen wir das weiterhin mit unserem Wissen und Gewissen vereinbaren, oder wollen wir endlich aufwachen und eine neue Weltordnung beginnen, mit- und nicht gegeneinander. Sich Einfachheit auferlegen bedeutet ja nicht auf angenehme Lebensweise zu verzichten, sondern nur darüber nachzudenken und das unnötige Anhäufen von unnützen Dingen zu beschränken und seine Energie auf das richten, was wirklich von Bedeutung ist. Mehr Sein als Haben und mit dem zufrieden sein. Das wünsche ich mir von ganzem Herzen und auch der ganzen Welt!

Betrachtung der Zeit
Mein sind die Jahre nicht, die mir die Zeit genommen;
Mein sind die Jahre nicht, die etwa möchten kommen;
Der Augenblick ist mein, und nehm ich den in acht,
So ist der mein, der Jahr und Ewigkeit gemacht.
Andreas Gryphius

Sri Aurobindo und die Mutter, Mira Alfassa, sind eine der großen Weisen dieses Jahrhunderts sowie der Zukunft.
Ihr Leben und Wirken zielten auf das, was nach dem Menschen unserer Tage kommt. Für sie stand fest, daß die Evolution beim gegenwärtigen Menschen nicht haltmachen wird. Sri Aurobindos und Mutter Mira Lafassas visionären Aussagen beruhen auf folgendem:
‟Unsere Materie, unser Körper enthält bereits alle Wunder, schlummernd sozusagen. Wir Menschen müssen sie nur entdecken und sie mit ihrem sonnigen Gegenstück in Beziehung setzen. Wir müssen das Göttliche der Tiefe mit dem Göttlichen der Höhe zusammenführen”.

"Keine Worte - Taten...
Redet nicht - handelt...
Verkündet nicht - vollbringt!"

Diese Worte waren der eigentliche Lebensinhalt von Mutter und Aurobindo. Beide widmeten einen großen Teil ihres Lebens dem Ziel, die schon oben erwähnten ''schlummernden Wunder des Körpers'' zu entdekken.

Den menschlichen Leib aus einem ''blinden, unbewußten Gefängnis'' in ein prachtvolles Gebäude, in einen Tempel unsterblicher ''Strahlen der Göttlichkeit'' zu verwandeln. Sie waren bemüht, die im Leib verborgene ''Gottheit'' nach und nach aufzudecken, bis die volle Pracht konkret verkörpert und sichtbar werden kann, um so Geist und Materie zu vereinen und diese Dualität zu überwinden. Ihr Hauptinteresse galt jedoch der Erforschung der Unsterblichkeit des Körpers. Aurobindo sagte dazu: ''Leben und Tod sind in der Tat ein und dasselbe, und von unterschiedlichen Gesichtspunkten aus gesehen, kann man entweder sagen, daß jeder Tod nur ein Vorgang im Leben ist oder daß alles Leben nur eine Tätigkeit im Tod ist.

Die beiden sind wirklich ein und dieselbe Energie, deren Tätigkeit uns zwei komplementäre Aspekte bietet. Wir existieren durch den göttlichen Willen und nicht durch das Ego. Der vollendete, unsterbliche Körper besteht durch eine andere Kraft und einen anderen Willen, der nicht individuell und persönlich ist. Es gibt keinen Unterschied zwischen ihm selbst und dem Göttlichen.
Und dazu Aurobindo: ''Der physische Tod ist die ständige Frage der Natur an das Leben, um es zu mahnen, daß es sich noch nicht gefunden hat. Nicht nur der Tod ist Schein, sondern auch das Leben der meisten Menschen ist Schein. Aber jenseits des Lebens und des Todes besteht ein Zustand, der wahrer und deshalb dauerhafter ist, als das eine und das andere. Es ist das wahre Dasein, es ist Unsterblichkeit.''

Die Sprossen der Liebe
Zuerst liebt man nur, wenn man geliebt wird.
Dann liebt man spontan, will jedoch wiedergeliebt werden.
Später liebt man auch, wenn man nicht geliebt wird, doch liegt einem daran, daß die Liebe angenommen werde.
Und schließlich liebt man rein und einfach, ohne ein anderes Bedürfnis und ohne eine andere Freude, als nur zu lieben.
                                                                Die Mutter

Meine Gedanken zu diesem Thema:
''Der Tod ist augenscheinlich der wichtigste Teil im Leben, den er währt ewig, während das sogenannte Leben eine kurze Episode in unserem Dasein darstellt''.
Rudi Ph. Weilmünster

Indem wir uns unserer Wahlmöglichkeiten bewußt werden,
Entwickeln wir unsere Fähigkeit,
Zugang zu dem Punkt in uns zu finden,
frei und unabhängig von dem Einfluß
anderer zu wählen.
Nir Lin, Tai Pei Kun Ritual-Lehrer.

Das große Thema: Cholesterin

Die Senkung Ihres Cholesterinspiegels durch HAFERKLEIE!
Wie Sie bestimmt wissen, kann ein zu hoher Cholesterinspiegel Ihre Gesundheit stark beeinflussen und sogar zu einem Herzinfarkt führen. Allerdings ist diese Ansicht nicht mehr ganz haltbar.
Die Höhe des Cholesterins im Blut ist nicht abhängig von der zugeführten Cholesterinmenge in der Nahrung, sondern von zahlreichen anderen Komponenten, denn Cholesterin ist eine lebensnotwendiger Stoff. Zu seinen wichtigsten Aufgaben gehört es, Fett durch die Zellmembran in das Zellinnere zu transportieren.
Auch für die Hormonbildung ist Cholesterin ebenfalls notwendig.

Krankhaft erhöhter Cholesterin ist ein Zeichen gestörten Stoffwechsels, der vorwiegend durch den Verzehr raffinierter Kohlenhydrate verursacht wird. Vermeiden Sie deshalb Fabrikzuckerarten und Auszugsmehlprodukte. Nehmen Sie viel mehr Frischkost zu sich.

Endlich beginnt ein großer Teil unserer Bevölkerung einen gesünderen Lebensstil zu entwickeln, was sehr empfehlenswert ist und Gesundheitsrisiken stark herabsetzt.
Das schwierigste Problem ist die Kontrolle des Blutcholesterins, da jedem Menschen seine eigene Körperchemie bestimmt, wieviel Cholesterin sein Körper produziert.
Manche Menschen können Ihre Werte einfach verringern, indem sie weniger Fett zu sich nehmen. Andere dagegen haben hohe Werte obwohl sie fast gar kein Fett in ihrer Nahrung verwenden. Wichtig ist, daß man sich so ernährt, daß hohe Cholesterinwerte vermieden oder gesenkt werden, um Ablagerungen im Blut vorzubeugen.

Ein Bekannter litt auch darunter und seine Ergebnisse haben gezeigt, daß die Ernährung mit fettarmer Diät zusammen mit Haferkleie ungefährlich und wirksam ist.

Ausdrücklich möchte ich aber darauf hinweisen, daß niemand ohne ärztliche Kontrolle ein cholesterinsenkendes Programm auf eigene Faust durchführen darf bzw. soll.

Man muß ja zumindest Blutuntersuchungen vornehmen lassen, um den Cholesterinspiegel zu bestimmen und das kann nur der erfahrene Arzt. Hier nun ein paar Backrezepte für Muffins, die zur Senkung des Cholesterinspiegels beitragen können.

Muffins-Backrezepte
Grundrezept
2¼ Tassen Haferkleie, ¼ Tasse gehackte Nüsse, ¼ Tasse Rosinen, 1 El. Backpulver, ¼ Tasse brauner Zucker oder Honig, 1¼ Tassen Milch, 2 Eiweiß, 2 El. Pflanzenöl.
Backofen auf 220°C vorheizen. In einer großen Schüssel Haferkleie, Nüsse, Rosinen und Backpulver mischen. Braunen Zucker oder flüssiges Süßmittel unterrühren. Die Milch mit den Eiweißen und dem Öl mischen und kurz mit der Haferkleiemischung verrühren. Teig in Förmchen oder Muffinblech füllen und ca. 17 Minuten backen.

Kleine-Brownies
3 El Kakaopulver, 1 El Nescaffee, 1 El Wasser, 2 reife Bananen, 2 Tassen Zucker, 6 Eiweiß, 1 Tl Vanillezucker, 1 Tasse Haferkleie, ¼ Tl Salz, 1 Tasse gehackter Nüsse oder Rosinen.
Kakao, Wasser und Bananen im Mixgerät verrühren. Zucker, Eiweiß und Vanillezucker hinzufügen und gut untermischen. Haferkleie und Salz zusammensieben, dann zu der Mischung geben. In eine mit Backpapier ausgelegte mittelgroße Kastenform füllen. Bei 175°C 45 Minuten backen. In Stücke aufschneiden, abkühlen lassen und servieren.

Haferplätzchen
¾ Tasse Weizenmehl, ¼ Tl Backpulver, 1 Tl Vanille, 60 Gramm Pflanzenöl, ½ Tasse Kristallzucker, ½ Tasse brauner Zucker, 3 Eiweiß, 1½ Tassen Haferflocken, ¼ Tasse gehackte Wallnüsse.

Zuerst Mehl und Backpulver zusammensieben. Vanille, Öl und Zucker mischen, dann Eiweiße hinzufügen. Schließlich das Mehl, Haferflocken und die Nüsse einrühren. Backofen auf 175°C vorheizen und den Teig mit dem Teelöffel auf ein nichthaftendes Backblech geben. 8 Minuten backen.

Cholesterin - viel Lärm um nichts?
Lange Zeit galt es fast als Entscheidung auf Leben oder Tod, die Frage nämlich, was wir uns aufs Brot streichen: Butter oder Margarine.
Vor ersterer glaubte man warnen zu müssen, weil sie - als tierisches Erzeugnis - Cholesterin enthält, und diese fettähnliche Substanz steht wegen eines ganz und gar nicht geringfügigen Deliktes auf der Anklagebank der Medizin: ein Zuviel an diesem Stoff im Blut soll die Gefäße verengen und schließlich zum Infarkt führen.
Speziell auf das Cholesterinproblem abgestellt, führt es zu der irreführenden Meinung, daß an einer Erhöhung des Cholesteringehalts im Blutserum der Verzehr cholesterinhaltiger Nahrungsmittel schuld sei. Dies führt dann wieder zu der Bewertung der einzelnen Nahrungsmittel nach ihrem Cholesteringehalt. Wie falsch diese Ansicht ist, geht daraus hervor, daß der Cholsteringehalt des Blutes relativ unabhängig ist vom Cholsteringehalt der zu sich genommenen Nahrung. Er wir nämlich von zahlreichen anderen Faktoren mitbestimmt.

Die gute Bekömmlichkeit und Verträglichkeit von Butter ist auch für Leber-, Galle-, Magen-, Darm- und Bauchspeicheldrüsenkranke hervorzuheben. Natürlich sollten diese Kranken darauf achten, daß auch die Butter, sowie andere Fette, nicht mit den Speisen gekocht, sondern nachträglich den Speisen zugesetzt wird.
Butter ist das einzige Fett, das nicht erst in der Leber umgewandelt werden muß, sondern direkt vom Körper verwendet werden kann.

Wenn Sie ihren Arzt fragen: ''Was ist die Ursache, daß meine Laborwerte nicht in Ordnung sind?'', dann müßte Ihr Arzt zwangsläufig auf Ihre Lebensführung zu sprechen kommen. Und die setzt sich aus drei Komponenten zusammen: Ernährung - Einzelheiten der Lebensführung - und Umwelt.

Man muß deshalb die Lösung des Problems an einer ganz anderen Stelle suchen: Was der Körper mit dem zugeführten Fett anfängt, ist einzig und allein von der Stoffwechsellage des betreffenden Menschen abhängig. Ein intakter Stoffwechsel ist nämlich imstande, das angebotene Fett richtig zu verarbeiten, so daß es nicht zu krankhaften Ablagerungen kommt. Natürlich sind die Voraussetzungen für einen intakten Stoffwechsel nur gegeben, wenn eine richtig zusammengesetzte Ernährung, die alle wichtigen Stoffe enthält, die Stoffwechselvorgänge in Gang hält. Fehlen solche Stoffe oder ist ihre Zusammensetzung untereinander einseitig verschoben, kommt es zu Stoffwechselentgleisungen, die letztendlich dazu führen können, daß der Organismus mit dem Fettabbau nicht fertig wird und es dadurch zur krankhaften Cholesterinablagerung kommt.
Die Ursachen der Arteriosklerosen liegen somit nicht im Fett, sondern sie äußern sich in Störungen des Fettstoffwechsels.

In den vergangenen Jahren ließen sich viele gesundheitsbewußte Verbraucher ''die Butter vom Brot nehmen'', was auch gar nicht verwundern kann. Praktische und verläßliche Tips, wie Risiken vermieden werden können, sind dringend gefragt - handelt es sich bei den Herz-Kreislaufleiden doch unverändert um den ''Killer Nr. 1'', der noch heute vielen Wünschen, Erwartungen und Plänen ein abruptes vorzeitiges Ende bereitet.
Seit Jahrtausenden aber genossen die Menschen auf dieser Erde das Milchfett in Form von Milch oder Butter und sind dadurch nicht krank geworden, geschweige denn, daß sie durch den Genuß von Butter einen Herzinfarkt bekommen haben. Schon der gesunde Menschenverstand wehrt sich gegen die Vorstellung, daß die Butter, die in tausenden von Jahren keine Arteriosklerose erzeugt hat, nun einen Herzinfarkt begünstigen soll, obwohl die starke Zunahme der Gefäß-

erkrankungen und der Infarkte gar nichts mit einer Steigerung des Butterverzehrs zu tun hat.

Da aber die meisten Ärzte nicht ausreichend berücksichtigen, daß das Cholesterin nur ein Parameter ist unter vielen anderen und sie darin bereits die Ursache der Krankheit sehen, bleibt die Beratung auf diesen Faktor beschränkt. Der Cholesteringehalt im Blut ist in erster Linie nicht abhängig vom Cholesteringehalt in der Nahrung, sondern vom Gesamtstoffwechsel.

Was würden Sie dazu sagen, wenn man die Ursachen der Arterienverkalkung darin sehen würde, daß der Betroffene zu viel Kalk gegessen hätte? Ebenso widersinnig ist es doch zu begründen, daß ein Kranker zuviel Cholesterin gegessen habe.
Die Hoffnungen auf eine Lösung des Problems trogen jedoch - jedenfalls was den ''Sündenbock Cholesterin'' angeht. Die Anklage steht auf ziemlich wackeligen Beinen. Immer mehr ''Entlastungszeugen'' treten gegenwärtig in den Zeugenstand. So beispielsweise im April 1993, auf der Mannheimer Jahrestagung der Herz- und Kreislaufforscher. Heiß diskutiert wurde dort eine neue, breit angelegte und repräsentative Studie aus den USA:
Deren Resümee: Eine Senkung des Blutcholesterinspiegels bringt keine Verbesserung bei jenem lebenswichtigen Aderngeflecht, das den Herzmuskel versorgt. Mit anderen Worten eines Beobachter:
''Die Herzkranzgefäße kümmern sich nicht um die neuen Medikamente!''

Erlischt nun für die Betroffenen - uns alle also - auch der letzte Hoffnungsschimmer am Horizont? Durchaus nicht. Denn die vergangenen Jahre haben nicht nur Fehleinschätzungen, sondern auch konkret nutzbare Fortschritte beim Verständnis der Gefäßleiden gebracht. Sie gründen vornehmlich auf der Entdeckung, daß es zwei sehr unterschiedliche ''Fraktionen'' des Cholesterins gibt.

Gutes Cholesterin
Gutes Cholesterin (HDL) im Blut ist beispielsweise hochwillkommen und kann "schlechtes" Cholesterin (LDL) - etwa aus Ablagerungen in den Arterien - zur Ausscheidung bringen. Mit der Ernährung läßt sich in dieser Hinsicht viel erreichen, wie bereits vor Jahrzehnten Versuche mit cellulärflüssiger Bierhefe zeigten.
Wichtig ist das Verhältnis von "gutem zu schlechtem Cholesterin". Das sollte Ihnen der Arzt immer mitteilen, denn ist das Verhältnis zueinander ziemlich gleich, ist es für den Patienten besser als weit auseinander liegendes.

Die Leber als "Drehscheibe des Cholesterin-Stoffwechsels" spielt dabei eine entscheidende Rolle und wir tun gut daran, für eine reichliche Zufuhr "leberfreundlicher Substanzen" zu sorgen und das Organ nicht durch falsche Kostzusammenstellung und übermäßigen Alkoholgenuß über Gebühr zu strapazieren. Eine regelmäßige sportliche Betätigung sorgt schließlich auch für gutes und gesundes Blut. Nicht das verzehrte Cholesterin ist gesundheitsschädlich, sondern die zucker- und fettfreie, vitaminarme und von Ballaststoffen befreite Industrie-Mastkost, sagt Annelies Furtmayr-Schuh in ihrem Buch: *"Postmoderne Ernährung - Food-Design statt Eßkultur"*.

Und weiter: Cholesterin und "light" sind lediglich Schlagworte. Sie werden in den Werbesprüchen- und Feldzügen der Nahrungsmittelhersteller, unterstützt von Experten, eher zur Verwirrung als zur Aufklärung der Verbraucher eingesetzt. Der Laie kann nicht verstehen, weshalb z.B. Nahrungsmittel wie Eier und Butter von den einen verteufelt und von den anderen als gesund und lebensnotwendig bezeichnet werden.
Der Verbraucher, der sich in der Bundesrepublik in einem Land mit den sichersten Lebensmittelgesetzen wähnt, kennt sich nicht mehr aus. Darüber hinaus helfen ihm seine Instinkte bei der Nahrungsauswahl nicht mehr weiter. Ob ein Nahrungsmittel auch ein Lebensmittel ist, das ihm lebenswichtige Nährstoffe zuführt, kann er nicht erkennen.

So beginnen sich Verbraucher zu fragen: ''Was kaufe ich da eigentlich ein, und was nützt es mir?''

Sie sollten eigentlich die Möglichkeit ausnutzen, sich einmal zu informieren, und zum anderen, sich die Nahrungsmittel aussuchen, die für eine gesunde, ballaststoffreiche Ernährung geeignet sind. Dann dürften Ihnen weder Ideologen und Körnerfreaks, noch Cholesterinjäger und Fleischvermieser, Rohköstler und sonstige Essensratgeber Ihren Appetit auf das, was Sie für sich als richtig in Ihrer gesunden Ernährung erachten, mehr nehmen.
Es gibt in der gesunden Ernährung mehr Einkaufsmöglichkeiten für eine vitaminreiche und ausgewogene Kost, als die meisten Menschen ahnen, nur suchen und finden, das müssen Sie schon selber!
Und Finger weg von denaturierter Nahrung. - *GUTEN APPETIT!*

Eine neue Meldung in Bezug auf Senkung des Cholesterinspiegel stand dieser Tage in den Zeitungen. *Walnüsse senken den Cholesterinspiegel!* Diese bahnbrechende Entdeckung der Loma Linda Universität in Kalifornien basiert auf auf einer Walnuß-Diät nach Dr. Frank Ryan. Der Ernährungsexperte und Arzt erklärt in seinem Buch auf gut verständliche und unterhaltsame Art den gesundheitlichen Nutzen einer cholesterinarmen Ernährung. Darüber hinaus zeigt er in einem 7-Tage-Diät-Plan, wie sich die guten Eigenschaften der Walnuß für die Cholesterinsenkung einsetzen lassen.
Essen Sie täglich ca. 5 Walnußkerne und trinken Sie dazu eine Tasse Kräutertee. Es kann sich nicht nur der Cholesterinspiegel senken, sondern darüber hinaus regelt sich auch die Verdauung.

Auch Artischocken sind ein wirkungsvolles Mittel gegen den zu hohen Cholesterinspiegel. Prof. Dr. med. Jürgen Reimann vom Institut für Gesundheitsforschung München wies in einer Studie nach: ''Dreimal täglich zu dem Mahlzeiten je eine Kapsel mit Artischockenextrakt regt die Gallentätigkeit an. Dadurch werden die Blutfettwerte ohne Nebenwirkungen massiv gesenkt.'' Wie der Wissenschaftler außerdem feststellte, bedeutet das auch einen Schutz für die Leber. Denn 90 Prozent des Cholesterins werden in der Leber und im Darm erzeugt.

Der Diplom-Biologe Tankred Wegener, Rheda-Wiedenbrück, stellte in einer Studie fest: ''Bei der Behandlung von Patienten mit Fettstoffwechselstörungen gingen die Beschwerden nach sechswöchiger Kur mit dem Artischockenpräparat um 70 Prozent zurück.''
Einer der führenden Artischockenforscher, Prof. Dr. Med. Leonid Dranik vom Gesundheitsministerium der Ukraine, glaubt sogar, daß Artischocken im Kampf gegen das Cholesterin wirksamer sind als Knoblauch.

Vitamine schützen vor Allergien
Tränen Ihnen häufig die Augen? Läuft die Nase, obwohl Sie eigentlich gar keinen Schnupfen haben? Leiden Sie unter Anfällen von Nesselsucht, Asthma oder der Hautkrankheit Neurodermitis? Dann haben Sie möglicherweise einen chronischen Vitaminmangel.

Alle diese allergischen Krankheiten haben nämlich eins gemeinsam: Sie werden ausgelöst durch die übermäßige Ausschüttung des Gewebshormons Histamin. Und genau dagegen steuern die Vitamine C, E und Betacarotin. Wie klinische Studien jetzt gezeigt haben, kann die Gabe einer Kombination dieser Vitamine bei allergischen Patienten vorbeugend wirken. Der kürzlich verstorbene Wissenschaftler Linus Pauling hat sogar nachgewiesen, daß allergische Asthmaanfälle mit großen Mengen Vitamin C gelindert, ja sogar verhindert werden konnten.
Die Vitamine hemmen offenbar die Freisetzung des in der Nebenniere gebildeten Histamins. In Austern, Muscheln, im Gift von Nesselquallen, Bienen und Wespen sind Stoffe enthalten, die den Körper zu einer übermäßigen Histamin-Freisetzung anregen. Auch Medikamente können ähnlich wirken. Bei Allergikern kommt es dann zu plötzlichen Erweiterungen der Blutgefäße im Gehirn (Migräne), im Bauchraum, zu Verkrampfungen der glatten Muskulatur in den Bronchien (Asthma-

anfall) oder zur Erweiterung der Kapillargefäße in der Haut. Dabei bilden sich juckende Quaddeln (Nesselsucht).
Wer auf diese Vitamine in Nahrungsmitteln allergisch reagiert, kann auf die Kapselform, erhältlich in der Apotheke, zurückgreifen.

Ballaststoffe
Es ist nicht allein der große Appetit, der den Dicken zum Verhängnis wird, sondern die heute zu sich genommenen industriell gefertigten, ballststoffarmen, fettreichen und mit Emulgatoren und sonstigem versetzten Nahrungsmittel unserer Wohlstandsgesellschaft. Sie reizen zum Übermaß und liefern zum anderen viele Kalorien, die unseren Stoffwechsel auf das Höchste belasten. Innerhalb der letzten Jahre ging der Ballaststoffanteil der Nahrung und der Ballaststoffverzehr drastisch zurück. Früher waren die verschiedenen Getreide die Haupt-Ballaststoff-Lieferanten des Menschen. Sie enthalten je nach Getreideart zwischen fünf und zehn Prozent der wichtigen Ballaststoffe.

Frühere verspeiste man die Hälfte der Nahrung in Form von Mehlsuppen, Grütze, Brot, Reis und Getreide.
Heute kennt fast kein Kochbuch mehr Gerichte aus Getreideerzeugnissen, so daß Kochbücher in der Tat die Ernährungssituation einer historischen Epoche widerspiegeln.

Die Ballaststoffe sind in den Keimen und Randschichten des Getreidekorns enthalten und werden heute beim Mahlen zum Teil entfernt. Gerade diese wichtigen Keime fehlen dann im Mehl. Damit verliert das Getreide außerdem einen Großteil anderer lebenswichtiger Inhaltsstoffe - fast 90% Vitamin B2 und ca. 30% Vitamin E.

Somit ist unsere Nahrung in der Tat äußerst verarmt an Ballaststoffen. Bezogen auf die Nahrungskalorien besteht sie zu 40% aus ballaststofffreiem Fett, zu 20% aus ballaststoffarmen Getreide, 20% aus Zucker, 10% ist Fleisch und den Rest von 10% teilen sich Gemüse, Obst und Alkohol.

Ballaststoffaufnahme pro Tag/g für Männer und Frauen

	MÄNNER	FRAUEN
Brot + Backwaren	6,5	5,5
Nährmittel	3,7	2,8
Kartoffeln	3,0	2,3
Frischgemüse	2,2	2,0
Gemüseprodukte	1,5	1,2
Frischobst	2,9	3,1
Obstprodukte	0,9	0,9
Sonstiges	0,7	0,6
Gesamtaufnahme	21,4	18,4

Therapeutische Anwendung der Metalle

Die Therapie mit Hilfe von Metallen oder Metallotherapie verwendet die Metalle in verschiedenen Formen, um Krankheiten zu verhüten oder zu heilen.

Thermalwässer, Spurenelemente und homöopathische Medikamente sind die am meisten verwandten Formen und auch anerkannt, denn sie wirken besonders innerlich. Metalle können jedoch auch äußerlich sehr wirksam sein, ohne eingenommen zu werden. Vom wissenschaftlichen Standpunkt aus gesehen ist ihre Wirkung daher schwer zu erklären. Dennoch sind die Ergebnisse vorhanden!

Die therapeutische Wirkung der Metalle war schon im Altertum bekannt, und man hat festgestellt, daß bereits die Chaldäer 6000 Jahre vor Christus Metallplaketten und -Anhänger trugen.
Man glaubt auch, daß Schmuck ursprünglich therapeutische Bedeutung hatte und auch medizinische. Betrachten wir nur die heute wieder praktizierte Edelsteintherapie und das Tragen von entsprechenden Armbändern und Anhängern.

Kürzlich berichtete ein europäischer Arzt von seinen Beobachtungen bei einem afrikanischem Stamm, der in einem sehr feuchten Gebiet lebte.
Die Frauen, die an Armen und Knöcheln Kupferarmbänder in Form von offenen Ringen trugen, waren gesund, während die Männer, die keinen derartigen Schmuck trugen, diverse Leiden und Schmerzen hatten. Wenn sie jedoch Kupferarmbänder anlegten, verschwanden ihre Leiden schnell.

Ach! Der wissenschaftlich Fortschritt, der die Macht des Menschen über die Materie ausdehnte, hat dazu geführt, daß mehr und mehr die geheimnisvollen und spirituellen Seiten der Dinge zurückgedrängt und vergessen wurden.

So wurden die Metalle als zu einfache Produkte praktisch viele Jahre von der Medizin ignoriert. Tausendjährige Anwendungen, wie zum Beispiel die Kupferarmbänder, wurden bekämpft und lächerlich gemacht, und zwar trotz der erzielten positiven Resultate, die die Wissenschaft nicht erklären konnte.

Heutzutage wendet sich eine wachsende Anzahl von Personen, sogar Wissenschaftler, und viele andere bekannte aus Wirtschaft, Politik, Film und Fernsehen, wieder den wahren geistigen und humanen Werten zu und behandelt die großen Mysterien der Natur mit mehr Objektivität und Demut, und sie versuchen, die Lehren und Wohltaten der Natur zu verstehen.
Im Reich der ''subtilen Energien'' der Natur haben Metalle einen großen Platz.
Die Entdeckung der Spurenelemente, dieser Metalle, die nur in Spuren vorkommen, ohne deren Dasein das Leben jedoch unmöglich ist, hat alle früheren Auffassungen revolutioniert, indem sie gezeigt hat, daß der Begriff der Qualität vor dem der Quantität rangiert.

Das Eisen (Fe= Ferrum)
Die Metallotherapie räumt dem Eisen einen wichtigen Platz ein. Das Eisen ist unerläßlich für den Sauerstofftransport im Körper, ebenso wie für die Phänomene der Oxydo-Reduktion.
Viele Menschen leiden unter Eisenmangel, denn der Organismus behält nur etwas weniger als 10% des eingenommenen Eisens bei sich. Um Eisen festzuhalten und zu assimilieren, sollte man Vitamin C im Magen haben.
Kupfer begünstigt die Assimilation des Eisens, denn Kupfer und Eisen sind Metalle, die sich ergänzen.
Wenn im Organismus Eisenmangel herrscht, treten folgende Mangelerscheinungen auf: Anämie, Kurzatmigkeit, anormale Müdigkeit und Appetitmangel.
Es wird empfohlen, einen Anhänger oder ein Halsband aus Hematit (natürliches Mineral des Eisens) zu tragen.

Diesen Stein können Sie auch auf entzückenden Schlüsselanhänger finden, den Sie aber am Körper, also in der Hosen- oder Rocktasche tragen sollten. Bei Berührung dringt das ionische Eisen in den Organismus ein und wirkt als Spurenelement.

Man kann auch Wasser dynamisieren, indem man ein Stück Hematit über Nacht hineinlegt und dann das Wasser trinkt, entweder pur oder mit Fruchtsaft vermischt.

Die Geschichte überliefert uns, daß Melampe, der berühmte griechische Arzt, vor 3.600 Jahren dem Iphidos, König von Argos, die verlorene Manneskraft wiedergab, indem er ihm Wein zu trinken gab, der ein Stück Eisen enthalten hatte. Er schien bereits die Wirksamkeit der Oligotherapie zu kennen.

Auch ich dynamisiere Wasser, das konsumiert werden kann, entweder mit Eisen oder auch mit Pyramiden-Energie.

Unter Minipyramiden bereiten wir dynamisiertes Wasser zum Gießen von Blumen, Pflanzen und Gemüsen, die dann schneller wachsen und größere Erträge bringen.

Für Ihr Wohlbefinden und Ihre Gesundheit empfehle ich, je nach Bedarf, ebenso die Verwendung von Feingold, Reinsilber, Reinkupfer usw.

Das Kupfer (Cu=Cuprum)

Das Kupfer ist eines der wichtigsten Spurenelemente, die sich im Organismus befinden.

Mengenmäßig kommt es gleich nach dem Eisen, ebenso Zink. Seine Bedeutung rührt daher, daß es zahlreiche Enzyme aktiviert und unerläßlich für die Wirkung und Aufnahme von Eisen ist.

Falls nicht genügend Kupfer im Organismus vorhanden ist, können folgende Mangelerscheinungen auftreten: Anormale Müdigkeit, Appetitlosigkeit, Blässe, Kurzatmigkeit und Hautausschlag.

Chemisch gesehen kann Kupfer, genau wie andere Metalle, im ionischen Zustand durch die Haut in den Organismus eindringen und dann als

Mehrfach-Element wirken, das eingenommen worden wäre.
Also genügt schon das Reiben des Kupferarmbandes am Arm um dies zu erreichen.
Kupfer kann, das ist bekannt, bestimmte Muskelschmerzen lindern, auch Gelenkschmerzen. Es kann auch in gewissen Fällen eine heilende Wirkung auf das Nervensystem ausüben.
Eine vorbeugende Wirkung bei diesen Leiden kann ihm zugesprochen werden, selbst wenn keine solche spürbar ist.

Daher ist es empfehlenswert, Kupfer bei sich zu tragen, z.B. als Armband oder Anhänger, mit Azurit verkleidet (dies ist ein natürliches Mineral des Kupfers), und hierbei ist es von Interesse, daß der anthroposophische Arzt die mineralische Form empfiehlt.
Frauen sollten das Armband am linken, Männer am rechten Arm tragen, wegen der verschiedenartigen Polarisation der Geschlechter. Wegen des Elektromagnetismus muß das Armband immer offen sein. Da das Tragen eines Kupferarmbandes für die Gesundheit gut ist, wäre es wirklich schade, sich dieses Mittels nicht zu bedienen. Heutzutage tragen Millionen von Frauen und Männern ein Kupferarmband. Die Überzeugung dieser Millionen beweist, mehr als jedes Buch, die Wirksamkeit des Kupfers.
 Was das Ästhetische anbetrifft, so gibt es eine Auswahl an Armbändern für jeden Geschmack.

Zum Schluß noch ein Zitat von Jean Palaiseul:
"Ich beeile mich hinzuzufügen, daß selbst wenn vielen diese Erklärungen phantastisch erscheinen, sich nichts an der Wirklichkeit ändert, die Tausende von Personen mit mir erfahren haben, nämlich, daß das Tragen eines echten Kupferarmbandes, dessen beide Enden sich nicht berühren, was ich hervorhebe, die Milderung oder Verschwinden von rheumatischen Schmerzen nach sich zieht. Das Wesentliche für den Leidenden ist, Linderung zu spüren."

Ich kann dieses Zitat auf alle Fälle bestätigen, denn auch bei mir konnte ich nach dem Tragen eines Kupferarmbandes eine bedeutende Besserung meiner rheumatischen Beschwerden erreichen. Auch heute noch trage ich es wochenweise zur Vorbeugung.

Schwefel
Schwefel ist mit eine Führungskraft im Roulett der Aminosäuren im menschlichen Körper. Die Aminosäuren Methion, Taurin und vor allem Cystein rücken den Freien Radikalen (sogenannte ''explosive'', aggressive Stoffwechselprodukte) zu Leibe und wirken als Antioxidanten und neutralisieren Giftstoffe.
Als nützlich erweisen sich solche schwefelhaltigen Eiweißbausteine bei der Verhütung von Strahlenschäden jeglicher Art.
Sie sind enthalten in Zwiebeln, Lauch, Knoblauch und insbesondere in der Brauereihefe, bzw. Bierhefe.

Selen
Die Bedeutung dieses Wirkstoffes hat gerade erst begonnen, trotzdem das Spurenelement schon vor Jahrzehnten als zufuhrnotwendig erkannt wurde. Auch Selen hält die Freien Radikalen im Zaum als Teil eines Gesamtkomplexes. Es übertrifft sogar das Vitamin E um ein Vielfaches als Auffänger der Freien Radikalen. Auch geht von Selen ein unverkennbarer Krebsschutz aus, wahrscheinlich weil seine Entgiftungsfähigkeit auf Zellniveau hierfür das Fundament schafft.
Auch hier ist die Bierhefe ein ergiebiger natürlicher Selenspender.

Zwei kosmische Schwingkreise nach Lakhovsky

Strahlungen sind einfach da, ohne daß Du daran glaubst, oder empfängt ein Radioapparat erst, wenn Du daran glaubst? Siehst Du, so ein Radioapparat bist Du auch. Die Strahlungen (Gewitterspannungen, Föhn) treffen Dich manchmal zu viel und manchmal zu wenig. Diese Antenne, ''Kosmosstrahler'' genannt, hilft, diese Strahlungen aufzufangen und auszugleichen. Bei Spannungen in der Atmosphäre wirst Du beruhigt. Wenn Du aufgeregt bist, wird dieser Nervenstärker Deine Spannungen und Verkrampfungen ausgleichen, wie schon viele hundertfache Erfahrungen mir bewiesen haben. Du wirst sagen: ''ich kann das alles nicht begreifen''. Das ist leicht möglich.

Durch Theorie ist noch selten einer gesund geworden, wohl aber durch die Praxis. Ein Wickel, eine Ganzpackung hilft Dir unbedingt doch, wenn Du auch die Wirkung nicht begreifst. Aber natürlich hilft der Wickel noch besser, wenn Du überzeugt bist, daß er Dir gut tut. Jedes Heilmittel wirkt nicht nur durch sich selbst, sondern auch durch Mithilfe der Suggestion. Wie sagt schon der Volksmund: ''Der Glaube kann Berge versetzen''.

Aber allein der Glaube hilft hier nur in Verbindung mit den Schwingkreisen.

Hier handelt es sich um Kräftestrahlungen, die man weder greifen noch sehen kann. Infolgedessen ist es noch schwieriger, sich vorzustellen, daß solche Strahlungen helfen können. Seelenkräfte und Lebenskräfte kannst Du weder greifen noch sehen. Doch sind sie da und wirken sich sehr stark aus. Ganz ähnlich ist es mit der Elektrizität und den dunklen Sonnenstrahlungen die aus dem Weltall kommen, als elektrische Wellen, Wärme, chemische und andere Strahlungen. So muß man sich vorstellen, daß dieser Strahlenring, Antenne oder Kosmosstrahler genannt, solche Strahlungen viel leichter aufnimmt, weil er aus einer Vielheit von Metallfäden besteht.

Aber alle Theorie wird Dich vielleicht gar nicht überzeugen. Am besten hilft Dir der Versuch am eigenen Körper.
Diese Strahlung gibt Dir mehr Kraft. Die beiden Schwingkreis-Ringe für den Hals und für den Leib, können sich gegenseitig ergänzen. Die Kosmosstrahlen, die ständig auf uns treffen, werden durch diese Antenne aufgenommen und gleichmäßig an unseren Körper abgegeben. Die starken Schwankungen der Atmosphäre werden dadurch ausgeglichen. Nervöse Spannungen lösen sich und viele funktionelle Störungen von Organen können beseitigt werden. Leichte Erkältungen verschwinden alsbald.

Der Halsstrahler ist sehr empfehlenswert bei nervösen Magenstörungen, Blutandrang zum Kopf, Schlaflosigkeit, Unruhe, Überempfindlichkeit, Erregungen, Sehstörungen, Zuckungen, rheumatische Hals- und Nackenbeschwerden usw. Sehr zu empfehlen auch zur Verbesserung der Konzentrationsfähigkeit, Stärkung des Gedächtnisses für Schüler, Examenskandidaten und für ältere Menschen. Er wird um den Hals direkt auf der Haut getragen.

Der Leibstrahler ist sehr zu empfehlen bei nervösen Magen- und Darmstörungen, Darm- und Magenkrämpfen, Nierenentzündungen, Rückenschmerzen, Gefühl der Schwäche, Schlaffheit, Blasenstörungen usw. Diese Nervenstrahler geben dem Menschen das tatsächliche Gefühl, mehr Kraft zu haben. Nach wenigen Tagen des Tragens spürt man schon deutlich die physiologische Anregung auf Nerven und Körper. Je nach dem Typ von Menschen - feinfühliger oder weniger empfindlich - tritt die Wirkung schneller oder langsamer auf.

Anleitung zum richtigen Gebrauch der Schwingkreise.
Der Leibstrahler wir über dem Unterhemd getragen, nicht direkt auf der Haut. Er wird von morgens bis abends getragen und nachts abgelegt. Nur bei Schmerzzuständen kann er auch nachts getragen werden. Die Strahler sollen ganz locker aufliegen und nicht drücken. Eine Schädi-

gung durch die Strahler ist nach menschlichem Ermessen ausgeschlossen.

Ein sehr bekannter Ingenieur, der die Kosmosstrahler lange an seinem Körper ausprobierte, sagte: "Ich bin kein Saulus, sondern bin fest davon überzeugt, daß wir unsere ganze Lebenskraft den Sonnen- und kosmischen Strahlen verdanken und es nur darauf ankommt, geeignete Vorrichtungen zu haben, um diese Strahlen einzufangen und auf den Körper wirken zu lassen."

Die Wirkung der Schwingkreise ist, wie in der Homöopathie im allgemeinen, nicht eine plötzliche, wie so manche erwarten, sondern sie erfolgt langsam, meist erst nach acht bis zehn Tagen. Man kommt dann zu der Überzeugung, daß die Wirkung eine sehr günstige ist, die dazu noch entspannend wirkt. Dies gerade deshalb, weil viele Erkrankungen und Leiden auf Verkrampfungen und Verspannungen beruhen. So können die Schwingkreise Großartiges leisten, was ich selbst bestätigen kann, den ich trage sie öfter bei den Verspannungen, die beim Schreiben am Computer kommen und die dann erträglich werden bzw. ganz verschwinden.

Die polimetallischen Kabel bestehen innen aus Silber, Kupfer, Stahl und Nickelfäden usw. und bringen einen Ausgleich bei Überstrahlungen. Ein Teil der Drähte werden magnetisiert. Diese Eigenschaft kann durch einen Kompaß nachgewiesen werden und dient mit als ein weiterer Heilfaktor.
Klein aufgerollt, kann der Leibstrahler in eine kleine Tasche gesteckt und bei Schmerzen direkt auf die lokalen Schmerzherde gelegt werden, seien sie im Kreuz, Schulter, Magen Nieren usw. Diese direkten Auflagen können auch über Nacht verbleiben. Auch bei schmerzenden Beinen, Armen oder den Hals kann der Leibstrahler um dieselben gelegt werde. Die Wirkung ist stärker als die des Halsstrahlers.
Bei ständigen Tragen, lassen sich auch Erkältungskrankheiten auf ein Minimum reduzieren. Ebenso hilft dies bei Rheumatikern, Migräne-

patienten und bei vielen anderen Schmerzen. Man muß es nur selbst ausprobieren und wird über die Einsatzmöglichkeiten und die Hilfe erstaunt sein. Die Schwingkreise lösen Stauungen und sind imstande über die Nerven Entspannung herbeizuführen. Dadurch kann in vielerlei Beziehung eine Besserung bei nervösen oder organischen Leiden erfolgen.

Auch gegen die sogenannten negativen Erdstrahlen- und Wasseradern können die Schwingkreise eingesetzt werden, indem man sie unter das Bett plaziert, da dort die Störungen am meisten auf den Körper wirken. Kränkelnden Pflanzen kann man die Ringe auch umlegen und wird erstaunt über deren Wirksamkeit sein.
Über Nacht um eine Flasche Wasser, Limonade oder Fruchtsaft gelegt bringt ein energetisches aufgeladenes Getränk, das die Vitalität und Kraft des Menschen steigert, besonders für die Älteren unter uns bestens geeignet.

Hinweise, Rezepte und Tips - Folge 2

Prostataleiden
Morgens eine Tasse weißen Taubnesseltee trinken. Tagsüber eine Tasse kleinblütiges Weidenröschentee, abends Schlehenblütentee.
Außerdem wird eine Zwiebel gedünstet mit der Schale, zerdrückt sie und legt den noch warmen Brei auf den Bauchbereich oberhalb des Gliedes. Mit dieser Kombination wurde schon manche Prostata Beschwerde geheilt.
Auch täglich zwei Sitzbäder in Meersalz, 3 Eßlöffel auf eine Sitzwanne voll Wasser, wirken wahre Wunder.
Bitte nur jeweils 2 Minuten und ja nicht länger!
Zinnkraut- und isländischen Moos-Tee sind dafür auch sehr gut geeignet, sowie bei Arthrosen und Bandscheibenschäden.
Zinnkrautumschläge, dazu Ringelblumen- und Isländisch Moos Tee sind bestens auch bei einem Krebsgeschehen einzusetzen.

Zink bewahrt Männer vor Prostata-Problemen
Schon im alten China nahmen die Männer Zinksulfat bei vergrößerter Prostata. Und jetzt kommt aus Amerika die Nachricht, daß dieses Spurenelement nicht nur wichtig ist für die Potenz und Fruchtbarkeit des Mannes, Zink fördert auch die körpereigene Produktion des männlichen Geschlechtshormons Testosteron. Die altersbedingte Vergrößerung der Vorsteherdrüse beruht nämlich zumindest teilweise auf einem Nachlassen der Testosteronbildung im Körper. Trotzdem sind die amerikanischen Experten vorsichtig mit der Empfehlung, Männern generell Zink zur Vorbeugung gegen Prostatabeschwerden zu verabreichen.
Denn der wissenschaftliche Beweis, daß eine zinkreiche Kost oder Zink als Nahrungsergänzung eine vergrößerte Prostata wirklich schrumpfen läßt, ist noch nicht erbracht. Auf der anderen Seite ist bekannt, daß Zink den Alterungsprozeß der Zellen verlangsamt und Abnutzungserscheinungen verhindert. Auch weiß man, daß ein Zinkmangel zu sexuellen Entwicklungsstörungen, zur Unfruchtbarkeit, Impotenz und

Haarausfall führt. Der normale tägliche Bedarf wird von der Deutschen Gesellschaft für Ernährung mit 15 Milligramm angegeben. Gesundheitsschädlich wirkt es dagegen, wenn es über Wochen in Dosierungen von mehr als 300 Milligramm pro Tage genommen wird.
Die Vorsteherdrüse umschließt die Harnröhre des Mannes vor der Blase. Wenn sie erkrankt und sich vergrößert, verengt sie die Harnröhre. Der Harnstrahl wird immer weiter abgeschwächt. In vielen dieser Fälle lautet auch heute noch die Devise vieler Mediziner: Weg mit allem, was zuviel ist. Doch der Urologe Prof. F.K. Klippel (Celle) fordert: "Man sollte dieses Organ so lang wie möglich im Gesamtkörperverbund belassen!" Denn es ist eng in das körperlich-seelische Zusammenspiel eingebunden: Nach einer Prostataoperation verändert sich das sexuelle Erleben oft erheblich. "Die Früh-Resektion ab Mitte des 40. Lebensjahres sollte unbedingt unterbleiben" warnt Prof. Klippel und fordert, die Operation gründlich zu überdenken. Auch psychische Gesichtspunkte müßten berücksichtigt werden. Prof. Klippel räumt medikamentösen Maßnahmen absolute Priorität ein: "Hierbei spielen Pflanzenarzneien eine überragende Rolle." Nach seinen Erfahrungen sind Extrakte aus den Früchten der Sägepalme und Kürbiskernen besonders wirksam: den Patienten geht es besser, die Behandlungserfolge lassen sich wissenschaftlich belegen. Die Operation ist somit nicht mehr die Standardtherapie. Die Betroffenen sind froh, denn 80 Prozent der Männer sind gegen diese Eingriffe. Eine Studie über die Langzeitbehandlung liegt vor.

Aufbaumittel
Nehmen Sie zwei Eigelb, 2 Eßlöffel guten Bienenhonig, 2 Eßlöffel Haferkleie- oder flocken, 1 Eßlöffel reinen Franzbranntwein, 2 Eßlöffel kaltgepreßtes Olivenöl und den Saft von zwei Zitronen.
Rühren Sie alles gut zusammen und essen sie über den Tag verteilt langsam teelöffelweise die stärkende Mischung. Sie baut Abgenutztes wieder auf und Sie werden sich wieder sehr vital und rüstig fühlen. Auch bei Bandscheibenschäden empfehlenswert.

Badeöle selbst zubereitet
Gerade in den kalten Wintermonaten ist ein heißes Bad eine Wohltat für jeden Körper. Sind Sie abgespannt, müde, gestreßt - der geeignete Badezusatz kann Sie wieder fit machen:
100 ml Pflanzenöl (Distel, - Sonnenblumen- oder Sojaöl), 2 Eßlöffel getrocknete Kräuter (Lavendel, Rosen, Heublumen, Melissen u.ä.), 10 ml Lecithin flüssig (in Drogerien oder Apotheken als Lecithinum purum erhältlich) und 10 ml ätherisches Öl, den Kräutern entsprechend.
Zubereitung: Die getrockneten Kräuter in ein Glas mit einem weiten Hals geben und mit dem Pflanzenöl übergießen. Die Kräuter müssen ganz mit Öl bedeckt sein um ein Schimmeln zu verhindern.
Das Mazerat drei Wochen in die Sonne stellen und täglich einmal umschütteln. Danach etwas erwärmen und durch eine Filtertüte filtrieren. Dann den Pflanzenölauszug mit dem Lecithin und dem ätherischen Öl gut verrühren.
Für ein Vollbad 1 Eßlöffel voll in die halbvolle Badewanne geben und mit der Brause auffüllen. Dadurch wird alles gut vermischt.
Pflanzen- und ätherische Öle können sich so ohne Emulgator nicht im Wasser verbinden und könnten auch nicht von der Haut aufgenommen werden. Deshalb vermischen wir alles mit dem Lecithin, einem natürlichen Emulgator.
Badeöle wirken sehr hautpflegend und rückfettend, die Haut wird weich und geschmeidig. Es entsteht dadurch eine eine rückfettende Emulsion.
Die Haltbarkeit beträgt ungefähr ein Jahr. Unter der Dusche kann das Badeöl in die noch feuchte Haut einmassiert werden. Dies eignet sich vorzüglich zur Pflege der trockenen Haut. Es erübrigt sich dann auch ein Eincremen. Dem Badeöl kann auch noch 3 - 4 Eßlöffel Honig zugefügt werden. Es verhindert ein Austrocknen der Körperhaut.

Herzwein
Auf einen Liter naturreinen Wein gibt man 10 frische Petersilienstengel samt Blätter in einen Kochtopf. Dazu 2 Eßlöffel natürlichen Wein- oder

Obstessig. Das Ganze läßt man 10 Minuten kochen, dann geben Sie 300 Gramm echten Honig dazu und lassen es nochmals 4 Minuten leicht köcheln. Das heiße Getränk abseihen und noch heiß in Flaschen füllen, die zuvor mit 1/2 Teelöffel Alkohol ausgespült wurden, der darin bleiben kann. So kann sich der Herzwein unbegrenzt halten. Am Tag ein bis zwei Eßlöffel voll oder auch mehr einnehmen.

Schon Hildegard von Bingen kannte dieses Rezept und schrieb dazu vor 900 Jahren: ''Es gäbe keine Herzkranken, wenn jeder Mensch den Herzwein sich machen und nehmen würde.''

Auch Maria Treben berichtet darüber in Ihrem Buch *''Gesundheit aus der Apotheke Gottes.''*

Wenn Sie das Gefühl haben, daß etwas mit Ihren Herzen nicht stimmt, so nehmen Sie immer den Herzwein. Er kann nur nützen!

Auch Magnesium Tabletten helfen Herz und Gefäßen, entlasten das Herz wesentlich, entkrampfen, insbesondere Wadenkrämpfe, fördern die Durchblutung des Herzmuskels und beugen dem Herzinfarkt vor.

Das Hildegardmittel ''Galant'' ist ein großartiges Herzmittel, das man gut bei Angina pectoris oder Herzanfällen einsetzen kann. Nach Einnahme von 1, 2 oder 3 Galant-Tabletten sind die Anfälle alsbald verschwunden. Tabletten nicht schlucken, sondern im Mund zergehen lassen, wirkt dann sofort über die Mundschleimhaut im Blut. Galant heilt nicht, aber es hilft meist sehr schnell.

Auch der Weißdorn ist ein wahrer Herzensfreund und ein sehr gutes Herzstärkungsmittel, dank seinem Gehalt an Flavonoiden.

Weißdorn ist für den Mineralstoffwechsel und die Zellatmung unentbehrlich. Er stärkt die Herzmuskeltätigkeit, senkt den Blutdruck entscheidend und sorgt gleichzeitig für eine bessere Durchblutung der Herzkranzgefäße.

Als blutdrucksenkendes Mittel ist auch der Mistel sehr zu empfehlen. In der Naturheilkunde schon lange bekannt, wirkt er direkt auf die Adern ein und erreicht eine Weitstellung derselben und damit einer Blutdrucksenkung.

Co-Enzym Q 10

"Co-Enzym Q 10 ist eine der wichtigsten Entdeckungen der Ernährungswissenschaft in den letzten Jahrzehnten. Co-Enzym Q 10 gibt dem Herzen seine natürliche Vitalität zurück. Ich nehme es täglich," sagte Professor Dr. Linus Pauling, Vitaminforscher und zweifacher Nobelpreisträger.

Q 10 ist ein natürliches Vitamin, das überall im ganzen Körper vorhanden ist. Es ist unerläßlich für eine gesunde Herzfunktion. Co-Enzym Q 10, Vitamine und Spurenelemente sind wichtige Bestandteile unerer täglichen Nahrung. Der Nährstoff Q 10 wird von jeder Zelle benötigt. Eine Kapsel Vivivit Q 10 enthält: 30 mg Coenzym Q 10, 10 mg Vitamin E und 10 mg Selenhefe.

Q 10 ist wie die Hormone und verschiedene Vitamine ein lebenswichtiger Katalysator. Jede Arbeit der Zellen erfordert Energie, ob Sauerstoffaufnahme, Bewegung oder Vermehrung der lebenden Substanz. Ohne Q 10 würde die Erzeugung von Energie unterbrochen und schlagartig hörten in der Zelle alle chemischen Reaktionen auf. Q 10 ist der Antrieb für unsere Lebensenergie.

Besonders im Alter entsteht ein Mangel an Q 10. Je wertloser die Ernährung ist, desto rascher entsteht dieser Mangel, denn die Zellen des alternden Organismus brauchen mehr Q 10, als wir selbst aus der Nahrung produzieren.

Neben Q 10 ist auch Vitamin E (Tocopherol) für jede Zelle wichtig. Vitamin E unterstützt als sogenanntes Antioxidans die Abwehrkraft der Körperzellen vor bestimmten schädlichen Stoffwechselprodukten, den sogenannten "freien Radikalen". Es ist weiterhin für die gesamte körperliche und geistige Leistungsfähigkeit wichtig. Selen ist ein wichtiges Spurenelement, das der Körper braucht. Im Körper ist Selen Bestandteil eines kompliziert aufgebauten Enzyms. In "Vivivit Q 10" ergänzen sich die drei Stoffe Coenzym Q 10, Vitamin E und Selen zu einem sinnvollen Ganzen.

Verschiedene Ärzte aus aller Welt schreiben zu Q 10: In gesunden Herzen ist der Q-10-Gehalt ausreichend, doch in pathologischen Stadien oder bei Herzkrankheiten besteht ein Q-10-Mangel.

Untersuchungen zeigen, daß Q 10 prophylaktisch zum Schutz des Herzmuskels vor den schrecklichen Folgen einer Ischämie (lokale Blutleere) eingesetzt werden kann.
Q 10 wird als wirksames Mittel bei der Behandlung von Angina Pectoris (Brustkrampf) betrachtet, wobei es eine völlig andere Wirkungsweise als konventionelle Arzneien hat.
Die Einnahme von Q 10 hat sich bei Menschen mit Herzschwäche und schlechtem Immunsystem als positiv auf den Heilungsprozeß erwiesen.
Die Steigerung der Herzleistung, die verminderte Herzinfarktneigung und die verlängerte Überlebenszeit bei mit Q 10 behandelten Herzpatienten ist der Beginn einer neuen Epoche in der Behandlung von Herzmuskelerkrankungen infolge von Energiemangel und Fehlfunktion des Herzmuskels.
Dieser Stoff (Q 10) wird für die Energiegewinnung in den Kraftwerken der Zelle, den Mitochondrien, benötigt. Besonders empfindlich scheint der Herzmuskel auf einen Mangel an Ubichinon (Q 10) zu reagieren schreibt 1990 die *"Frankfurter Allgemeine"*.
Jetzt haben sich Forscher davon überzeugt, daß sich die Grundvoraussetzungen für das Leben in einem speziellen, natürlichen Nahrungsprodukt, genannt Q 10, befinden.
Die Herzkranken fühlten sich persönlich weniger müde, ihre Aktivitätstoleranz stieg und bestehende Altersbeschwerden verschwanden.
Der Körper selbst stellt zu wenig Q 10 her, darum muß der restliche Bedarf durch die Nahrung zugeführt werden.
Ein ausgewogen ernährter Mensch deckt seinen täglichen Bedarf an Coenzym Q 10 aus der Nahrung und durch körpereigene Herstellung in der Leber.
Einseitige Ernährung und zunehmendes Lebensalter könnten zu einem erhöhten Q 10-Bedarf führen. Heute weiß man, daß mit zunehmendem Lebensalter die Konzentration an Q 10 in den Zellen abnimmt. Bei 40jährigen liegen die Werte oft um 30%, bei über 70jährigen sogar um bis zu 60% niedriger als bei 20jährigen.

Nach meiner Einschätzung wird das Co-Enzym Q 10 in absehbarer Zeit eine vollkommen übliche Nahrungsergänzung sein für alle diejenigen, die ihre Ausdauer steigern wollen. Und auch die Ärzte werden es ihren herzkranken Patienten wohl bald routinemäßig verschreiben, schrieb in *"Top Diät"* Dr. Haas (BLV Verlag 1989).
Da Q 10 kein Medikament sondern ein natürlicher Nahrungsbestandteil ist, sind keine Nebenwirkungen zu erwarten, wie auch Untersuchungen an vielen tausend Personen bestätigen.

Olivenöl als Herzschutz
Die häufigste Ursache für Krankheit und Tod in Deutschland sind Störungen von Herz und Kreislauf. Besonders der Herzinfarkt wird in der zweiten Lebenshälfte zu einer akuten Bedrohung. Trauriges Beispiel: TV-Liebling Eberhard Feik, der mit 50 Jahren einem Infarkt erlag. Kein Einzelfall. Davon betroffen sind inzwischen nicht mehr nur Männer. Auch bei Frauen wird der Herztod immer häufiger. Die Hauptursachen sind, Streß, falsche Ernährung, zu wenig Bewegung und Übergewicht.
Der beste Schutz ist deshalb immer noch Vorbeugung! Ganz wichtig dabei ist die richtige Ernährung. Französische Wissenschaftler fanden heraus, daß eine spezielle Diät mit Olivenöl das Herz vor Gefäßverkalkung schützen kann. Der tägliche Fettanteil in der Nahrung sollte maximal 30 Prozent betragen.

Hypertonie
Ärzte und Kranke sollen wissen, daß es ein Heilmittel der eigentlichen Hypertonie gibt - die Tiefenatmung. Aber sie richtig durchzuführen, den Patienten richtig atmen zu lehren, die Dauer und Stärke der täglichen Atemübungen zu bestimmen, die Fehler der Kranken und ihrer Lebensweise aufzudecken, sind wichtige Aufgaben des Arztes, der seine Kranken nicht nur mit dem Rezeptblock helfen will. Es ist daher die Pflicht eines jeden Arztes, bei solchen Erkrankungen die Heilatmung als wichtigen Heilfaktor anzuwenden. Der Kranke möchte vom Arzt nicht nur wissen wie hoch sein Blutdruck ist, was sehr schön und richtig

ist, aber wichtiger ist es für ihn zu wissen, was er gegen diese lokale Blutdrucksteigerung tun soll. Der Kranke möchte nämlich Heilung!

Wie schon erwähnt ist auch die Mistel ist ein sehr gutes Herzmittel, das den Druiden schon sehr heilig gewesen ist. Im Mittelalter wurde die Mistel "die Allesheilende" genannt. Heute findet sie Verwendung als blutdrucksenkendes, herzstärkendes und krampflösendes Mittel, das auch in der Krebstherapie Verwendung findet.

Jaspis
Der Jaspis ist ein Edelstein, der rheumatische oder sonstige Schmerzen vom Herzen nimmt. Auch Herzrhythmusstörungen können durch das Auflegen und fest Andrücken des Jaspis auf das Herz zum Stillstand gebracht werden. Schieben Sie den kalten Stein solange hin und her, bis Sie die Kälte als unangenehm empfinden.
Drücken Sie den Stein solange an, bis er heiß geworden ist, dann nehmen sie ihn weg. Mehrmals am Tag wiederholen, oder wenigstens einmal am Tag den Stein wie ober geschildert benutzen. Jaspis ist ein sehr preiswertes Herzheilmittel, denn er hält ewig und nutzt sich nie ab.

Verstopfte Bronchien
Die Infektionen der Atemwege haben wieder Hochsaison. Spitzenreiter unter ihnen ist die Bronchitis. Die Bronchien sind mit einer speziellen Schleimhaut ausgekleidet, die normalerweise Fremdstoffe und Krankheitskeime aus der Atemluft auf dem Schleim festhält und mit der Bewegung der Flimmerhärchen wieder nach außen befördert. Kältereize, trockene Heizungsluft oder Zigarettenrauch sowie ein geschwächtes Immunsystem können die Reinigung und Schutzmechanismen der Schleimhaut so beeinträchtigen, daß Krankheitserregern Tür und Tor geöffnet wird. Die Folge: akute Bronchitis mit Atemnot und heftigem Hustenreiz. Unbehandelt können Herz und Lunge in Mitleidenschaft gezogen werden. Deshalb bei den ersten Anzeichen die Heilkräfte der Natur nutzen: mit Thymian, Efeublättern und Primelwurzel. Der Saft

daraus (Apotheke) löst den zähen Schleim, befreit die Atemwege und wirkt so dem Hustenreiz entgegen.

Gedächtnisstärkung
Kochen Sie 1 kleine Zwiebel mit Schale und 1 Eßlöffel Johanniskraut 10 Minuten. Abseihen und mit Honig süßen. Jeden Morgen eine Tasse davon trinken.
Bärlauch, Lauch und Zwiebel je 100 Gramm klein hacken, mit Weingeist in einer Flasche ansetzen und zwei Wochen in der Sonne mazerieren lassen. Abseihen und täglich nüchtern einen halben Teelöffel voll einnehmen.
Jede Gehirntätigkeit verbraucht Phosphor und Schwefel. Die Zwiebelgewächse enthalten beide Inhaltsstoffe. Bei Mangel an diesen Stoffen kann man verkalken und vergeßlich werden. Die Mischung kann bei regelmäßiger Einnahme dies verhindern.

Schwedenkräuter
Schwedenkräuter sind seit Maria Trebens Heilerfolge damit wieder sehr bekannt. Sie sind ein ''fast Allheilmittel'' geworden, eine sogenannte ''Kräuterarznei'' und enthalten viele Bitterstoffe, die in unserem Verdauungstrakt ''bitter'' notwendig sind.
Schwedenbitter kann innerlich wie äußerlich angewandt werden, stärkt den Magen, wirkt desinfizierend nicht nur im Darm, beseitigt Blähungen und löst Krämpfe.
Sogar Tieren hilft das Schwedenbitter-Elixier. Es ist bekannt, daß Pferde, Hunde und Katzen damit von schweren Krankheiten geheilt wurden. Heute gibt es Schwedenbitter als Kräuteransatz oder fertiges Elixier in jeder Apotheke zu kaufen.
Dr. Theiss Schwedenkräuter sind eine Ansatzmischung zum Selberherstellen von Schwedenkräuter Elixieren.
Für alle, die sich ihre Schwedenkräuter gerne selbst ansetzen, gibt es nun die beiden Schwedenkräuter Elixiere als auch Ansatzmischungen. Die Kräuter sind dabei jeweils bereits fertig aufeinander abgestimmt

und entstammen ebenfalls dem Arzneischatz der traditionellen Kräuterheilkunde.

Der Beutelinhalt wird mit 36-40%igem Kornbranntwein angesetzt. Nach 10 Tagen (täglich einmal umschütteln) haben sich die Kräuter optimal gelöst. Abseihen und täglich ein Schnapsglas voll davon trinken ist Ihrer Gesundheit sehr zuträglich.

Beide Produkte, Schwedenkräuter und Schwedenkräuter-Ansatzmischung-S, sind nicht nur eine preiswerte Alternative zu den Schwedenbitter-Fertigpräparaten. Viele Verwender schätzen bei den Ansatzmischungen, daß sie sich nach ihrem individuellen Geschmack Schwedenkräuter ansetzen können und auf diese Art ein ''hausgemachtes'' Elixier anwenden können.

Leinsamen
Bei Obstipation empfiehlt es sich anstatt chemische Mittel immer erst das Natürliche, z.B. Leinsamen. Leinsamen ist ein leichtes Abführmittel, ohne Nebenwirkungen und in der Gruppe der quellfähigen Faser- und Ballaststoffe neben der heute allgemein geläufigen Weizenkleie als Heilmittel für Verstopfung die absolute Nummer eins. Er bewirkt durch sein Öl und seine Schleimstoffe nicht nur eine Reizlinderung und Heilung angegriffener Darmschleimhäute, sondern er macht den Speisebrei auch sehr gleitfähig. Zu Leinsamen sollten Sie Joghurt zu sich nehmen. Da der Leinsamen im Darm quellen und durch Volumenvergrößerung eine verstärkte Motorik der Darmwand auslösen soll, wird Leinsamen zur Behandlung von Verstopfung unzerkleinert eingenommen. Das heißt also: zwei bis dreimal täglich einen Eßlöffel ganze Samen einnehmen! Von entscheidender Bedeutung ist dabei, daß mit der Einnahme eine ausreichende Menge Flüssigkeit getrunken wird! Was Sie trinken ist egal, aber Sie müssen unbedingt ca. ¼ Liter, also zwei Tassen Flüssigkeit dazu aufnehmen, sonst kann es im Darm zu harten und schweren Verklumpungen des Leinenbreies kommen. Wichtig ist also genügend trinken und die Einnahme auf dreimal täglich verteilen!

Auch eingeweichte Dörrpflaumen und Feigen sind in leichteren Fällen von Obstipation durchaus zu empfehlen.
Traditionelle Kräuterheilkunde und moderne Wissenschaft sind heute keine Gegensätze mehr, sondern Wissensbereiche, die einander ergänzen.
Der Cherokee-Indianerheiler KEETOOWAH sagte dazu ''Wenn es keine Pflanzen gäbe, wären wir nicht hier. Wir atmen ein, etwas sie ausatmen. Das teilt sich uns mit''.

Venenentzündungen
Ein Hausmittel möchte ich empfehlen, das nicht jedem liegt, aber sehr wirkungsvoll ist: Tränken Sie einen Woll- oder Leinenlappen mit Ihrem Morgenurin und wickeln Sie ihn als Umschlag um Ihr Bein. Darüber eine elastische Binde und das Bein hochlegen. Den ganzen Tag den Umschlag um das Bein lassen. Sie werden staunen wie gut das wirkt.
Auch warmgebügelte Wirsingblätter, mit warmen Tüchern um das Bein gewickelt ergibt auch hilfreiche Ergebnisse.
Zu empfehlen wäre auch das sehr gut helfende Arzneimittel ''Antistax'' von Planta-Subtil Oldenburg, das sehr wirksam ist bei Venenleiden, Krampfadern, geschwollenen und müden Beinen. Schweregefühl, Wasseransammlungen und Wadenkrämpfe gehen zurück.
Es handelt sich bei dem Mittel um einen Extrakt aus rotem Weinlaub. In Frankreich wurde bei Versuchen festgestellt, daß die Substanz ''Anthocyanin'' aus dem roten Weinlaub 2.400 mal wirksamer ist in Bezug auf Gefäßabdichtung als das bei uns häufig verwendete Rutin.

Harnsäure
Bei einem Zuviel an Harnsäure im Körper kann folgendes Rezept empfohlen werden: 2 ungespritzte Zitronen mit Schalen kleinschneiden, 10 Knoblauchzehen und 3 Zwiebeln dazugeben. In einem halben Liter Wasser über Nacht eingeweicht stehen lassen. Am nächsten Morgen 10 Minuten sprudelnd kochen.
Abgießen, abkühlen lassen, absehen und im Kühlschrank aufbewahren. Jeden Morgen davon ein Schnapsglas voll nüchtern trinken.

Eigenharnbehandlung
Erschrecken Sie bitte nicht über das was ich Ihnen hier nun mitteile, aber die Eigenharnbehandlung hat schon einer Vielzahl von Menschen geholfen, auch wenn es unhygienisch erscheint.
Die Eigenharnbehandlung ist ein uraltes Volksheilmittel und war schon in der Antike sehr bekannt. Nun ist wieder in Naturheilkreisen ein helfendes Einsatzmittel geworden. Bei uns wurde die Eigenharnbehandlung durch die Schrift von der *"Heylsamen Dreckapotheke"* 1714 bekannt.
In Indien ist die Urintrinkerei am meisten verbreitet und die Yogis nannten den Urin sogar die "heilige Flüssigkeit"... Tatsächlich aber wurden schon damit Schmerzen gemildert, wenn man Urinumschläge macht. Natürlich erfordern innerliche Anwendungen eine ungeheure Selbstüberwindung, aber um gesund zu werden sollte man keine Mühe scheuen. Wissenschaftlich ist die Sache noch nicht erforscht, aber die Heilerfolge sind wichtiger. Mit dem Urin werden Krankheitsstoffe ausgeschieden und im Eigenurin natürlich die persönliche genau passenden in vollständiger Zahl und bereits in genügend verdünnter Form. Es dabei wichtig zu wissen, daß die Eigenurinbehandlung als echtes Naturheilverfahren keine schulmedizinischen Mittel vorher oder zur gleichen Zeit verträgt.
Nur lebenswichtige Herzmittel brauchen nicht abgesetzt zu werden. Verschiedene Ärzte mischen den Eigenurin mit Impletol oder Prokain und spritzen damit die Akupunkturpunkte intrakutan mit guten Erfolgen an. Man kann auch ½ Glas seines Morgenurins mit etwas Saft mischen und trinken. Geholfen hat diese Therapie bei vielen Krankheiten und auch Krebsheilungen sind bekannt. AIDS-Kranke sollten es einmal ausprobieren! Die Eigenharnbehandlung ist zwar eine großartige Soforthilfe, bei verschiedenen sogenannten "unheilbaren" Krankheiten, aber auch jahrelange Einnahme kann nicht zur endgültigen Gesundheit verhelfen. Man muß immer die möglichen Krankheitsursachen ermitteln und auszuschalten versuchen.
Ich habe es auch schon eingesetzt und zwar habe ich mit meinem Morgenurin meine Augen ausgerieben und die Rötung dadurch auf ein Minimum herabsetzen können. Es ist sehr wohltuend für die Augen.

In den letzten Wochen wurde in verschiedenen Fernsehsendern die Eigenharnbehandlung mit positiven Ergebnissen vorgestellt und auch von Zuschauern bestätigt, die damit geheilt wurden.

Warzen
Als Kind hatte ich immer Warzen am rechten Knie. Dann sagte mir meine Oma, ich solle Schul- oder Schneiderkreide nehmen und jeden Tag mehrmals die Warzen damit einreiben. Nach ca. 4 Wochen waren die Warzen verschwunden und bis heute sind keine mehr wiedergekommen.
Frische Brennessel in Wasser angesetzt, fünf Tage stehen lassen und in der entstandenen grünen Brühe, Warzen an Händen oder Füßen darin baden. Zeigt auch sehr gute Heilerfolge.
Als homöopathisches Mittel empfiehlt sich gegen Warzen Thuja occidentalis D 2, 6 Wochen lang 3 x täglich 15 Tropfen unter der Zunge zergehen lassen. Gleichzeitig Thuja occ. Salbe auf die Warzen auftragen.
Auch können Warzen verschwinden, wenn man sie täglich über einen längeren Zeitraum mit Rizinusöl einreibt.

Verkalkung
Skleron der Fa. Weleda Schwäbisch Gmünd ist ein sehr wirksames biologisches Mittel gegen Arterienverkalkung besonders im Gehirn. Das Mittel beinhaltet Substanzen, die im Kopfbereich sehr gute Erfolge zeigen. 1-2 Tabletten 3 mal täglich genügen.
Ein sehr gutes Hausmittel gegen Verkalkung ist: 30 geschälte Knoblauchzehen und 3 mit Schale kleingeschnittene ungespritzte Zitronen im Mixer zerkleinern. Der Mischung einen Liter Wasser zugeben und in einem Topf zum Sieden bringen, dann abseihen und abkühlen lassen. Täglich ein Likörglas voll einnehmen. Blutfette und Kalk lösen sich damit auf und Sie werden sich wieder wohl fühlen.
Auch ''Eufäxym'' ist ein sehr gutes und schon erfolgreich bei Gehirnverkalkungen und Gedächtnisschwäche eingesetztes Mittel. Wer damit Schwierigkeiten hat, dem ist es bestens anzuraten.

Verdauung
Neben Leinsamen und Weizenkleie ist folgendes Rezept sehr gut für eine funktionierende Verdauung: Eine große Tasse Milch, ein gehäufter Teelöffel Gänsefingerkrauttee (Anserine), eine Messerspitze ungemahlener Kümmel und eine Messerspitze gemahlenen Fenchel. Das Ganze zusammen ein wenig kochen, etwas ziehen lassen und abseihen. Es hilft bei der Verdauung und ebenso bei Verkrampfungen, da auch krampflösend.

Bierhefe
Die Ereignisse um Tschernobyl brachten es mit sich, daß wieder die Bierhefe in das Gedächtnis der Menschen zurück gerufen wurde.
Brauereibierhefe kann als Beigabe zu täglichen Nahrung dazu beitragen, Strahlen- und andere Vergiftungsschäden im menschlichen Körper möglichst gering zu halten. Dadurch, daß sie dem Zellstoffwechsel eine Menge wichtiger Rohstoffe zur Instandhaltung des ''biochemischen Übels'' aus dem Angebot der modernen industriellen Herstellung bereitstellt, wird der Schaden begrenzt. Bierhefe leistet aber noch weit mehr für unser Wohlsein. Sie ist nicht nur eine sehr gute natürliche Quelle für den Vitamin B-Komplex und pflanzliches Eiweiß, sondern auch einer der ergiebigsten Schenker von Cholin-Lecithin, Glutathion, Selen, Chrom, Magnesium und vielen anderen Mineralstoffen und Spurenelementen.
Es handelt sich bei diesen Substanzen ausnahmslos um lebensnotwendige Nahrungsinhaltsstoffe, denen man in der Medizin eine Schlüsselstellung für unsere Gesunderhaltung zuordnet.
So wurde Bierhefe vielfältige heilende Wirkungen bei: Herz- und Gefäßerkrankungen, Leberstörungen, Diabetes, Krebs und Hauterkrankungen zugeschrieben. Ich für meine Person benutze Bierhefe im Frühjahr für eine reinigende Entschlackungskur von den angesammelten winterlichen Ablagerungen.

Herzinfarkt
Zur Vorbeugung und bei Herzinfarkt sollten Sie immer die homöopathischen Tropfen ''Naja tri D10'' (Naja tripudians) im Hause haben

und bei Bedarf sofort einnehmen. Es ist dafür eins der besten Mittel und wird sogar im Krankenhaus München-Harlaching mit großem Erfolg eingesetzt.

Magnesium-Chlorid

Magnesium-Chlorid ist ein unglaubliches Heilmittel, wie Pater Benno Josef Schorr, Physik-, Chemie- und Biologielehrer aus Brasilien, behauptet. Ein spanischer Jesuit mit Namen Pater Puig hatte diese Zusammenhänge entdeckt.

Die Apotheke liefert es als Magnesium Chloratum cryst. DAB 10/Ph. Eur. 100 g Nr. 2392 von der Firma Caelo Caesar & Loretz.

Eine Magnesium-Chlorid-Lösung wird wie folgt zubereitet:
33 Gramm davon werden in einem Liter Wasser aufgelöst und in eine Flasche gefüllt. In VOLVIC Wasser wird die Wirkung noch verbessert. Von dieser Salzlösung nimmt man morgens nach dem Aufstehen ein Schnapsgläschen voll ein. Nüchtern eingnommen wirkt es als natürliches leichtes Abführmittel.

Es soll nach Patientenberichten auch von Schmerzen befreien, Verkalkungen, Sklerosen auflösen, Arthritis, Ischias und Verknorpelungen bedeutend verbessern, bei Alterserscheinungen und sogar bei Krebs unerwartete Erfolge erzielt haben. Ich werde diese Aussagen durch einen Selbstversuch nachvollziehen und bei Anfragen wahrheitsgemäß über die bei mir erzielten Resultate Auskunft geben.

Es gibt Magnesium chloratum in D3 auch als homöopathisches Mittel der DHU, das aber nicht die gleiche Wirkung hat.

Depressionen, seelischer Tiefstand

Es gibt ein Mittel, das bei Depressionen, seelischem Tiefstand und allgemeiner körperlicher Schwäche sehr gut hilft. Es wird in der See-Apotheke in 68775 Ketsch hergestellt und unter dem Namen ''Eufaexym'' vertrieben. Täglich 3 x 2 gehäufte Eßlöffel in Fruchtsaft eingerührt und getrunken hatte bisher gute Erfolge. Es ist ein natürliches biologisches Vitamin-B-Komplex Präparat, das auch als Nahrungsergänzungsmittel gut zu gebrauchen ist.

Walnußtee
Zwei Handvoll Nußblätter oder grüne Walnußschalen 15 bis 20 Minuten in zwei Liter Wasser kochen, dann abseihen. Wird zum Gurgeln bei Angina verwendet, hilft bei äußerer Anwendung gegen Ekzeme, Schuppenflechte und offene Geschwüre; wenn man das Haar damit spült, wird es weich, glänzend und schimmert ein wenig rotbraun.
Eine Handvoll getrocknete Nußblätter mit einem Liter heißen Wasser übergießen und 15 Minuten ziehen lassen. Jeden Tag drei Tassen davon trinken. Hilft bei Gelbsucht, Gallenleiden, Milchschorf, rachitischen Erkrankungen und Diabetes.

Rotwein gegen Cholesterin
Eine gute Nachricht für all jene, die zwar gerne ein Gläschen Wein trinken, aber oft von Gewissensbissen geplagt sind: Ist Alkohol auch wirklich nicht schädlich?
In Maßen getrunken, sicherlich nicht. Und jetzt hat man einen guten Grund, hin und wieder zu einem Glas Rotwein zu greifen:
In Utrecht in Holland hat man herausgefunden, daß Rotwein die Substanz Flavonoid enthält, die im Blut verschiedene Verbindungen auflöst und die Gefäße durchputzt. Bisher wußte man nur, daß Zwiebeln die Substanz Flavonoid enthalten.

Bier gegen Herzinfarkt
Ärzte in Graz haben herausgefunden, daß Bier gegen Herzinfarkt schützt, bei täglich einem Glas. Das empfehlen auch deutsche Ärzte bei Magengeschwüren.

Neues Verfahren: Laser erspart Herzoperation
Patienten mit schwerer Angina pectoris (Vorbote zum Herzinfarkt) kann jetzt mit Hilfe eines ''Herz-Kohlendioxyd-Lasers'' geholfen werden. Die neue Methode kommt aus den USA und ist für Menschen mit schwersten Verengungen der Herzkranzgefäße geeignet. Vor allem dann, wenn weder eine Aufdehnung der verstopften Adern noch

das einsetzen eines neuen Gefäßstückes (Bypass) den gewünschten Erfolg brachte.
Mit dem neuartigen Laser werden 20 oder mehr Kanäle mit einem Durchmesser von einem Millimeter in den Herzmuskel geschossen. Folge: Rund um die Einschußlöcher bilden sich neue Blutgefäße, die die Durchblutung verbessern. Die sogenannte ''transmyokardiale Laser-Revaskularisathion'' (TMR) wurde bislang bei neun Patienten an den beiden Herzzentren Marburg und Berlin eingesetzt. Weltweit sind mehr als 250 mit dem Laser operiert worden. Einige von ihnen wurden schon länger als zwei Jahre nach dem Eingriff beobachtet und sind weiterhin beschwerdefrei.

Gegen Prellungen
Spitzwegerich wird auf einer Keramikplatte kleingeschnitten. Holz ist ungeeignet, da es die Wirkstoffe aufsaugt.
Dann gibt man auf eine Handvoll Spitzwegerich einen Teelöffel Salz, verrührt beides und läßt das Ganze ca. 2 Stunden stehen. Damit Umschläge auf die geprellte Stelle machen.

Brüchige Fingernägel
Schöne Fingernägel gelten seit jeher als Spiegelbild der Gesundheit und des Wohlbefindens. Der Anblick ungepflegter und schmutziger Fingernägel wirkt auf uns nicht sehr anziehend, dabei können viele vielleicht gar nichts für ihre Nägel und Hände. Verletzungen, Mangelernährung, falsche Maniküre, aber auch Krankheiten können Veränderungen des Nagels bewirken. Viele auf der Welt leiden an brüchigen, splitternden und weichen Fingernägeln.
Bisher verwendete man zur Behandlung dieser Schäden u.a. Eisen, Cystin, Calcium, Zink und Vitamin A. Jetzt zeichnet sich eine neue Therapie mit der Verwendung von Biotin ab.
Das Vitamin Biotin, das zum Vitamin B-Komplex gehört, spielt im Stoffwechsel der Nährstoffe des menschlichen Körpers eine wichtige Rolle. Biotin greift in die Keratinbildung ein, die die Härte eines Nagels ausmacht und ist wesentlich am Aufbau der Kittsubstanz der Nägel

beteiligt. Es wirkt auf diesem Wege steuernd auf die Bildung der Haut und der Nägel. Es wird deshalb auch "Vitamin H" oder als Nagel-Haut- und Haarvitamin bezeichnet. Der Tagesbedarf beläuft sich auf 30 - 100 ug Biotin (1ug= 0,001 mg). Reiches Vorkommen von Biotin:
100 ug Biotin in 100 g Rinderleber
50 ug Biotin in 100 g cellulär-flüssiger Bierhefe
25 ug Biotin in 100 g Ei und
20 ug Biotin in 100 g Haferflocken

Mineralmangel
Vor Jahren wurde in den Medien ganz groß über "Superbiomin" berichtet als das Mittel bei Strahlenschäden, Haarausfall, Schwächezuständen, Osteoporose, Arthritis, Schwindel, Nervenleiden u. ä. mehr. Es ist ein Mittel, das dort eingesetzt werden soll, wo das Krankheitsbild Mangelzustände an lebenswichtigen Mineralen und Spurenelementen aufweist. Es kommt eben darauf an, welche Minerale zu wenig oder zuviel vorhanden sind und in wieweit der Körper anorganische Minerale verwertet. "Superbiomin" können Sie in allen Apotheken erhalten.

Warum Vitamine für die Konzentration so wichtig sind
Drücken sich Ihre Kinder auch so gerne vor den leidigen Hausaufgaben? Oder sitzen sie stundenlang davor und träumen? Dann ist das ein klarer Fall von Konzentrationsschwäche. Doch was kann man tun, um sie zu stärken.
Da gibt es mehrere Möglichkeiten. Um die Konzentration zu fördern, hilft oft schon spielerisches Lernen mit Spielen wie Memory, Dame, Mühle, Halma oder Schach und sportliche Betätigung für die Älteren. Außerdem brauchen Kinder ausreichend Vitamine. In erster Linie sind es die der B-Gruppe. Denn sie wirken wie eine Wunderwaffe gegen mangelnde Konzentration:
Vitamin B 1 - enthalten in Haferflocken, Vollkornprodukten und Kartoffeln.

Vitamin B 6 - nimmt man mit Bananen, Vollkornprodukten und Fisch auf.
Vitamin B 12 - ist reichlich in Leber, Milchprodukten und Fisch enthalten.
Beim Kochen werden leider bis zu 30 Prozent dieser Vitamine zerstört. Um die Versorgung dennoch zu gewährleisten, raten Ernährungsexperten, Kindern täglich ein großes Glas Multivitaminsaft zu geben. Da ist alles drin, was so ein sich im Wachstum befindendes Kind zum gesunden Großwerden benötigt.

Immuntherapie bei Katzen-, Hunde- und Vogel-Allergie
Die meisten Kinder lieben Tiere, doch ob Hund, Katze oder Vögel - immer häufiger reagieren auch junge Menschen allergisch auf Tierhaare und Federn. Die besorgten Eltern sehen dann oft nur noch die Möglichkeit, den vierbeinigen Liebling oder den Vogel abzuschaffen. Denn eine Tierhaar- oder Federnallergie kann in wenigen Jahren zu gefährlichem Asthma führen.
Was viele nicht wissen: Selbst wenn die Tiere aus dem Haus sind, gibt es in einigen Fällen keine Besserung der Allergie. Schnupfen und tränende Augen bleiben. Jüngste Studienergebnisse haben sogar gezeigt, daß 57% aller Katzenhaar-Allergiker nie eine eigene Katze besessen haben, Das berichtete die Allergieexpertin Dr. Astrid Hoppe auf dem ALK-Allergie-Symposium 1994 der Scherax Arzneimittel. Der Grund dafür ist verblüffend einfach. Die Allergene haften an der Kleidung von Katzenbesitzern und werden auch dorthin getragen, wo gar keine Katzen leben. Die höchsten Konzentrationen der Allergene wurden dabei in Verkehrsmitteln, Schulen, Kindergärten und Wohnungen nachgewiesen. Was also tun? Machen Sie mit Ihrem Kind eine sogenannte Immuntherapie. Skandinavische Studien haben jetzt gezeigt, daß nach dreijähriger Behandlung mit speziellen Katzenhaar-Allergenen in 94 % der Fälle eine deutliche Abnahme der Allergenempfindlichkeit festgestellt wurde.

Immunstärkung durch Küssen
Bestimmt kommt die nächste Grippewelle - und mit ihr unzählige Viren, die nur eins im Sinn haben: unser Immunsystem anzugreifen. Küssen Sie mal wieder, raten die Sexualforscher, das hält gesund. Bei einem zärtlichen Kuß oder einer sanften Berührung produziert der Körper so viele Glückshormone, daß wir regelrecht "high" davon werden können. Verliebte kennen dieses Gefühl: "Dieses Kribbeln im Bauch versetzt uns in einen Zustand seelischer und körperlicher Ausgeglichenheit" bestätigt auch der Immunologe Prof. Gerhard Uhlenbruck. Küssen statt Tabletten - und zwar je leidenschaftlicher, um so wirksamer! Wenn die Hormone durch unseren Körper tosen, läuft die Sauerstoffversorgung optimal. Der Zellstoffwechsel schwemmt die belastenden Schlackenstoffe schneller aus dem Gewebe. Wir fühlen uns fit - und können dem nächsten Viranangriff gelassener entgegentreten.

Tips für die naßkalte Jahreszeit
Hier weitere Tips, wie Sie Ihre Abwehrkräfte in der immer wieder kommenden naßkalten Jahreszeit außerdem auf Vordermann bringen.
* Achten Sie beim Essen jetzt besonders auf Vitamin C. Paprika, Brokkoli, Zitrusfrüchte, Kartoffeln, Kiwi und Sandorn (Fruchtmark oder Saft) enthalten jede Menge des Erkältungskillers.
* Schwimmen kräftigt nicht nur Muskulatur, sondern auch Ihre Atmung und Abwehrkräfte.
* Tanken Sie Sauerstoff, so oft es geht. Auch bei miesem Wetter sich aus dem Haus trauen, Spazierengehen - wer einen Hund hat und bei jedem Wetter "Gassi" gehen muß, kennt das - oder noch besser zweimal in der Woche joggen.
* Schwitzen Sie für Ihre Abwehr, gehen Sie regelmäßig in die Sauna. Das kurbelt den Kreislauf an, fördert die Durchblutung und härtet ab.
* Eine kalt-warme Dusche am Morgen macht nicht nur wach, sondern regt Kreislauf und Stoffwechsel an.
* Pflanzliche Heilmittel aus Extrakten von Sonnenhut, Wasserhanf und Blauem Eisenhut wirken vorbeugend und helfen, wenn Sie's wirklich

mal erwischt hat. Unbedingt beachten: Kurieren Sie Ihre Erkältung gründlich aus, sonst schafft Sie der nächste Viranangriff gleich doppelt.

Tips bei zu hohem oder niedrigem Blutdruck
Einen zu hohen Blutdruck (Hypertonie) hat jeder fünfte Deutsche über 40. Das heißt: Der Druck, mit dem das Blut aus den Herzkammern gepumpt wird, liegt über 160. Bei einer Blutdruckmessung ist das der obere, auch systolische Wert genannt. Die typischen Ursachen für eine Hypertonie sind Übergewicht, häufiger Alkoholkonsum, zu hohe Blutfettwerte (Cholesterin, siehe auch Seite 52ff.), Diabetes, aber auch Streß, vor allem in Zusammenhang mit zuviel Koffein und Nikotin.
Je höher der Blutdruck, desto schwerer wird es für das Herz, gegen ständig gesteigerten Widerstand anzupumpen. Die Folge: Das Herz erlahmt im Laufe der Jahre. Es kommt zu einer Herzschwäche, schlimmstenfalls sogar zu Herzversagen. Nicht weniger gefährlich ist die dadurch hervorgerufene Verengung und Verhärtung der Hirn- und Herzkranzgefäße (Arteriosklerose). Sie kann zum Schlaganfall führen. Das sind alarmierende Aussichten vor allem, weil mindestens die Hälfte aller Bluthochdruck-Patienten nichts dagegen unternimmt. Der Grund dafür ist naheliegend, denn die meisten Menschen mit Hypertonie merken nichts davon, fühlen sich jahrelang superwohl, bis es plötzlich zu spät ist. Lassen Sie es nicht so weit kommen, sondern beachten Sie diese Tips, denn Sie werden Ihnen helfen, Ihren Blutdruck in den Griff zu bekommen, damit Sie gesund und vital alt werden können.
Mindestens dreimal pro Woche sollten Sie leichte Gymnastik betreiben. Dazu Ernährung umstellen, das heißt: salzarm essen, kaum Alkohol trinken und Übergewicht möglichst verringern.
Auch Fischöl (Omega-3-Fettsäuren) und Knoblauch wirken sich sehr positiv auf den Bluthochdruck aus.
Gerade Hochdruck-Patienten haben oft Probleme, sich zu entspannen. Hier helfen ausreichend Schlaf, autogenes Training und Urlaub in Mittelgebirgsregionen, wie hier im schönen Westerwald.

Ihren Blutdruck sollten Sie regelmäßig vom Arzt kontrollieren lassen und handeln Sie bitte nicht auf eigene Faust. Sprechen Sie immer jede Therapie mit Ihrem Arzt ab.

Im Gegensatz zum Bluthochdruck gilt der niedrige Blutdruck als ungefährlich. Er macht dafür den Betroffenen auch ganz schön zu schaffen. Häufige Symptome: Schwindel, Wetterfühligkeit, Kopf- und Gliederschmerzen, Antriebsschwäche, Ohrensausen und Konzentrationsprobleme.

Unter der sogenannten ''Hypotonie'' leiden rund vier Millionen Bundesbürger. Den Blutunterdruck hat man, wenn der obere Wert (diastolisch) unter 105 liegt. Das heißt: Der Kreislauf kann sich nicht schnell genug den jeweiligen Situationen anpassen. Das Blut sackt in die Beine. Herz und Gehirn bekommen nicht genügend Sauerstoff und sind unterversorgt. Man kann seinen Blutdruck mit etwas Geduld wieder auf Vordermann bringen, wenn Sie nicht darunter leiden wollen.

Stehen Sie morgens langsam auf und dehnen und strecken Sie sich aber vorher ausgiebig. Fahren Sie im Liegen ca. 2 Minuten mit den Beinen in der Luft Fahrrad.

Bevor Sie duschen, massieren Sie Ihren Körper von unten nach oben gründlich mit einer Bürste durch. Anschließend erst warm und dann kalt duschen. Auch vor dem Waschen so verfahren.

Trinken Sie über eine längere Zeit morgens und abends eine Tasse Weißdorntee.

Täglich frische Luft tanken und regelmäßig viel bewegen. Gymnastik, schwimmen, radfahren und joggen wären das richtige.

Anstelle von drei großen Mahlzeiten besser fünf kleine zu sich nehmen, die etwas mehr Salz beinhalten können und mindestens 2 Liter Mineralwasser oder Kräutertee über den Tag verteilt trinken.

Ein paar schnelle Muntermacher zum Schluß: Ein Glas Wasser mit zwei Teelöffel Apfelessig und einem Teelöffel Honig. Heiße würzige Fleischbrühe, Traubenzucker oder Schokolade hilft den Geplagten auch.

Regelbeschwerden

Vielen Frauen habe schon vorher Angst bevor sie überhaupt Ihre Regel bekommen und warum? Sie haben krampfartige Schmerzen und manche dabei auch noch Kopfschmerzen. Bei einigen sind die Blutungen zu lang, zu stark oder auch unregelmäßig. Nachfolgende Kräutertees können diese Beschwerden beheben:
Zur Schmerzlinderung trinken Sie kalten Andorn-Tee, denn er wirkt krampflindernd. Auch ein Tee aus Katzenminze, Basilikum, Melisse oder Mutterkraut ist dafür gut.
Langanhaltende Blutungen können durch Rosmarin-, Hirtentäschel- oder Frauenmantel-Tee kupiert werden. Ebenso hilft ein Schafgarben-Aufguß. Sollte sich Ihre Regel verspäten, so trinken Sie Gänsefuß-, Engelwurz- oder Wanzenkraut-Tee, denn die fördern die Regelblutung. Gegen Wasseransammlungen, den Salzverbrauch eine Woche vor und während der Menstruation stark einschränken.
Bei Krämpfen regelmäßig zweimal die Woche Sport treiben. Ideal sind Schwimmen, Radfahren, Gymnastik und Wandern.
Gegen Reizbarkeit und Abgeschlagenheit hilft Vitamin B6, enthalten in Milch, Eiern, Hefe, grünem Gemüse und Getreide.
Bei Kopfschmerzen ein Kräuterkissen mit einer Füllung aus Basilikum, Baldrianwurzeln, Lavendblüten und Thymiankraut unters Kopfkissen legen.
Zur Entkrampfung nehmen Sie Pflanzenpreßsäfte aus Baldrian, Kamille, Gänsefingerkraut, Spitzwegerich, Melisse, Wermut, Rosmarin und Schafgarbe.
Regelstörungen können Sie lindern, indem Sie je eine Tasse Kräutertee morgens, mittags und abends warm trinken. Die Mischung besteht aus je ein Eßlöffel Fenchel, Melisse, Faulbaumrinde, Rosmarin und Schafgarbe; mit heißem Wasser überbrühen, 5 Minuten ziehen lassen und dann absehen.

Rauchen abgewöhnen

In der Homöopathie gibt es das Mittel Tabacum D 30 in Tropfen- oder Tablettenform. Dieses Mittel entzieht dem Körper die Tabakgifte und

durch die Einnahme von Tabacum D 30 verschwinden die Gifte und damit auch die Sucht. Es muß täglich eingenommen werden, Sie sollten aber bereits das Rauchen aufgegeben haben.
Auch das tägliche Rauchen von getrockneten Huflattich-Blättern in einer Maiskolbenpfeife, löst die Teerstoffe aus der Lunge und Sie können sie abhusten. Das Blut nimmt dadurch auch wieder mehr O_2 auf. Sie sollten aber vorsichtig mit dieser Sache umgehen.
Trinken Sie dazu viel Wasser oder Kräutertee und nehmen Sie viel Frischkost zu sich während des Entgiftungsprozesses.

Ölziehen
Natürlich werden Sie die Nase rümpfen, wenn Sie erfahren, was Ölziehen eigentlich ist. Beim Ölziehen handelt es sich eigentlich um ein altes russisches Volksheilmittel, das Gifte aus dem Körper entfernt. Dr. med. F. Karach erklärte in einem Referat einen ungewöhnlichen einfachen Heilprozeß des menschlichen Körpers mit Hilfe von Sonnenblumenöl.
Man kann sich selbst von den erstaunlichen Resultaten dieses Heilverfahrens überzeugen und die Wirkung am eigenen Körper ausprobieren. Es wurden dabei beispiellose Erfolge erzielt, die erstaunlich sind, zumal die Methode des Ölziehens völlig unschädlich ist. Es ist ein biologisches Heilverfahren, das die verschiedensten Krankheiten vollkommen ausheilt, so daß man meistens auf chirurgische Eingriffe und das Einnehmen verschiedener Arzneimittel mit ihren oft schädlichen Nebenwirkungen verzichten kann. Entscheidend bei diesem Verfahren ist seine einfache Art und Weise: Es besteht eigentlich nur darin, daß man das Öl in der Mundhöhle nur schlürft, saugt oder zieht.
Das heißt, Sie kaufen im Reformhaus Sonnenblumenöl und nehmen morgens vor dem Frühstück einen Eßlöffel voll in den Mund.
Nicht hinunterschlucken! Das Öl wird nun im Mund bewegt, also hin und her, gekaut, gesaugt, gespült und gesogen, etwa 15 Minuten. Offenbar werden dabei die Krankheitsgifte über die Mundschleimhaut aus dem Blut gezogen, deshalb keinesfalls hinunterschlucken, denn es enthält nun Stoffwechsel- und andere Gifte. Das Öl wird zuerst dick-

flüssig, aber dann ganz dünnflüssig und weißlich wie Wolle und wird dann in das WC gespuckt.

Nach dem Ausspucken muß die Mundhöhle gründlich gereinigt und die Zähne gut geputzt werden, denn in der ausgespuckten öligen Flüssigkeit tummeln sich große Mengen von Bakterien, Krankheitserregern und ähnlichen Stoffen. Wichtig ist zu betonen, daß sich während der Zeit des Ölziehens der Stoffwechsel unseres Organismus verstärkt vollzieht und so ein permanenter Gesundheitszustand erreicht werden kann. Vollziehen Sie das heilende Ölziehen solange, bis sich in Ihrem Organismus die ursprüngliche Kraft, die Frische und der ruhige Schlaf wieder eingefunden haben.

Sollte beim Ölziehen eine Verschlechterung eintreten, so ist das ein Zeichen, daß die Krankheit schwindet, betont Dr. Karach.

Die Ölkur kann mehrmals im Jahr gemacht werden, denn Krankheitsgifte dringen immer in uns ein.

Der menschliche Organismus vollzieht den weiteren Heilvorgang dann von selbst. Es ist auf diese Weise möglich, Zellen, Gewebe und alle anderen menschlichen Organe simultan zu heilen, weil dadurch auch die Vernichtung der gesunden Mikroflora und damit die Zerstörung des menschlichen Organismus verhindert wird. Diese Zerstörung geschieht meistens durch die ''Risiken und Nebenwirkungen'', die bei Einnahme von chemischen Arzneien vorhanden sind, denn sie greifen das Gleichgewicht des Organismus an, was Krankheit zur Folge hat und in letzter Konsequenz kann sogar die Lebensdauer beeinflußt werden.

Denken Sie immer wieder daran:

''Es gibt keine unheilbaren Krankheiten, es gibt nur zunächst unheilbare Menschen, und auch diese sind heilbar, wenn sie in ihrem eigenen Kopf beginnen.''

Gesundheit wünscht sich jeder, und wenn sie verlorengegangen ist, ist man bestrebt, sie schnell wieder herzustellen. Kein Wunder also, daß die Chemie in der Therapie in kürzester Zeit einen ungewöhnlich hohen Stellenwert erreichte; konnte man doch mit ihrer Hilfe den Leidenden schnelle Linderung verschaffen.

Aber beschert uns die Chemotherapie wirklich Gesundheit? Diese Frage wird in jüngster Zeit immer häufiger gestellt, und nur in seltenen Fällen ist die Antwort ein eindeutiges Ja.

So wendet man sich mehr und mehr den natürlichen Heilmitteln aus dem Reich der Natur zu, den Heilpflanzen, die man über einen Zeitraum von fast zwei Generationen in die Verbannung geschickt hatte. Sie sind auf dem besten Wege, wieder das zu werden, was sie immer waren - milde, doch sicher wirkende Hilfen zur Erhaltung und Wiederherstellung unserer Gesundheit, weitgehend frei von unerwünschten Nebenwirkungen und Belastungen für unseren Körper. Aber verstehen wir noch, mit ihnen umzugehen, wissen wir genügend über ihren Einsatz, kennen wir die Grenzen, die nicht überschritten werden dürfen, damit wir nicht zum Kurpfuscher an uns selbst werden? Auch diese Frage ist nur selten mit einem klaren Ja zu beantworten.

"Der Herr läßt die Arznei aus der Erde sprießen und der Vernünftige verachtet sie nicht." (Jesus, Sirach 38,4)

Diese Erkenntnis ist den großen Naturheilern aller Zeiten und Kulturkreise gemeinsam. Sie alle haben ein grundlegendes Vertrauen zur Natur. Sie stehen in dem Bewußtsein, daß im Kosmos alles mit allem sinnvoll zusammenhängt, und sehen den einzelnen Menschen als Teil und Abbild dieses Kosmos. Wenn sich Krankheit als materieller Niederschlag einer Unordnung oder Disharmonie eignen kann, so gibt es auch irgendwo den materiellen Niederschlag der Kräfte und Energien, die diese Unordnung wieder in Ordnung und Harmonie umwandeln können.

Aus einem inneren Verstehen der den Kosmos durchziehenden Analogien stimmt für sie, was Paracelsus in dem berühmten Satz ausdrückte: "Gegen jedes Leiden ist ein Kraut gewachsen."

Paracelsus war, wie viele Heilkundige vor und nach ihm, sogar davon überzeugt, daß an dem Ort, wo ein Leiden entsteht, auch das geeignete Mittel zu seiner Heilung wächst.

Bei der Besserung und Heilung von Krankheiten, darf man natürlich das fast wichtigste nicht vergessen: die seelische Einstellung. Der tiefe Glaube der bis in die allertiefsten Seelengründe reicht, kann eine vollständige Genesung hervorrufen, deshalb ist die Macht der Gedanken nicht zu unterschätzen.

Der Schöpfungsplan sieht eigentlich kein Kranksein vor, sondern ein harmonisches in diesen Schöpfungsplan passendes gesundes Leben. Nur der Mensch ist es, der diesen Schöpfungsplan durcheinander bringt, durch sein falsches Leben, seine Genußsucht, seine Gier nach immer mehr, die Natur und deren Lebensgesetze mißachtend und zerstörend. Wie soll er da noch körperlich, geistig und seelisch gesund sein? Erst müssen wir uns in dieser Grundvoraussetzung ''Leben und Natur zu erhalten'' einig sein, dann können wir auch von diesem Leben und der Natur wieder ein Entgegenkommen erwarten. Es liegt immer an uns, ob ein Mißerfolg nicht doch ein Erfolg wird.

Pflanzenwelt und Mensch

Die Pflanzenwelt ist ein großartiges biochemisches Labor, das mit Hilfe des Blattgrüns das Sonnenlicht in biochemische Energie umwandeln kann. Fachleute haben ausgerechnet, daß 40 Millionen Quadratkilometer Blattoberfläche Tag für Tag damit beschäftigt sind, das Wunder der Photosynthese zu vollbringen. Durch die entstandenen Assimilate werden in den Pflanzen biochemische Stoffe gebildet (Alkaloide, Glycoside, Flavona, Gerb-, Bitter- und Schleimstoffe, Vitamine usw.), die sich der Mensch für die Behandlung von Krankheiten nutzbar machen kann. Schon Paracelsus (1493-1541) wußte: ''Alle Berge, Hügel und Matten sind Apotheken!''

Heilpflanzen stellen als eine echte Alternative zu chemischen Präparaten dar, da bei ihnen bei richtiger Dosierung nicht oder kaum mit Nebenwirkungen und Gegenanzeigen zu rechnen ist. Sie führen den Menschen wieder in eine natürliche Gesundheitsordnung zurück.
Ein Weg zur Gesundheit ist aber auch der, daß wir selbst eine ganze Menge für unsere Gesundheit tun können und zwar: eine vernünftige Ernährung ebenso wie der behutsame Umgang mit Genußmitteln, die richtige Wechsel zwischen Anspannung und Erholung nicht nur des Körpers, sondern auch des Geistes. Ein weiterer Weg zur Gesundheit ist aber auch, daß wir selbst unser Wissen, zudem ich hier beitragen möchte, um heilungsfördernde Maßnahmen aktivieren.

Unsere Urgroßmütter, die kannten sich aus, für sie war der Umgang mit Heilkräutern ein alltägliches Geschehen. Die jüngere Generation hingegen muß erst wieder lernen, mit den Heilkräutern aus der Natur richtig umzugehen, muß lernen, sie als Tee, als Saft, als Tinktur, als Bad, als Inhalat oder als Salbe gezielt einzusetzen, muß Erfahrungen sammeln und ganz persönliche Beziehungen zu dieser Heilweise aufbauen. Wer dazu nicht bereit ist, wer eine Heilpflanze allein als Träger eines definierbaren Wirkstoffes sieht, etwa wie eine Tablette, der muß scheitern, weil eine Pflanze nur als Ganzes gesehen werden will. Soforthilfe durch Heilpflanzenanwendung ist zwar möglich, aber um die Gesundheit zu erhalten oder völlig wiederherzustellen bedarf es einer anderen Einstellung. Die optimale Wirkung ist nur dann zu erreichen, wenn man eine persönliche zu den Heilkräften der Natur entwickelt, wenn man auf sie baut und ihnen vertraut. Das ist für den Neuling nicht ganz einfach nachzuvollziehen; er braucht eine führende Hand. Machen Sie sich deshalb kundig mit den heute angebotenen Fachbüchern, damit Sie lernen die Natur und ihre Heilpflanzen zu Ihrem und aller Nutzen einzusetzen. Wie ich schon einmal erwähnte empfehle ich das Buch *"Gesünder leben mit Heilkräutern"* von Barbara und Peter Theiss, ein Ratgeber für die ganze Familie, das Ihnen auf diesem Gebiet alles Wissen vermittelt.

So wie die Pflanzen und Tiere sich untereinander verständigen können, gibt es auch eine Kommunikation zwischen Menschen und Pflanzen. Für viele Naturvölker ist das eine absolute Selbstverständlichkeit. So ist der Anbau von Pflanzen den Indianern heilig, aus dem Bewußtsein heraus, daß es ohne Essen kein Leben geben kann. Deswegen müssen alle Pflanzen ''aus dem Herzen heraus'' gesät und großgezogen werden. Sie dürfen also nur säen und pflanzen, wenn Sie weder Zorn noch sonstige negativen Gedanken oder Gefühle in sich tragen. Nur so wird der Mensch eins mit dem Feld und der Natur und es gibt eine gute Ernte.

Auf der Basis von Pflanzenauszügen kann ich Ihnen ''Panchelidon'', ein alkaloidhaltiges Monopräparat, sehr ans Herz legen, das bei funktionellen Erkrankungen der Gallenblase und des Choledochus (Gallengang) sehr gute Ergebnisse erzielt hat. Es enthält die auf Chelidonin standardisierte Alkaloide des Schöllkraut und zeigt spasmolytische Effekte am M. Spincter Oddi und an der glatten Muskulatur der Gallenwege sowie der Gallenblase. Mit Panchelidon wird die ohnehin vorhandene Galle durch selektive Spasmolyse abgerufen.

Durch diese Wirkungsweise des gesicherten Galleabflusses kann der gewünschte therapeutische Effekt nicht ins Gegenteil umschlagen, indem es zu einem Gallestau kommt. Aufgrund des Gesagten erscheint mir das Präparat als ein Mittel, das auch bei Leberfunktionsstörungen, Gallenwegeinterruptionen und Gallenblasen-Empyem zur Anwendung gebracht werden kann. Natürlich ist eine exakte Diagnose von außerordentlicher Wichtigkeit bei der Behandlung von Gallenleiden.

Bach-Blütentherapie
Bach-Blütenessenzen, seit Jahrhunderten bekannt, werden aus Blüten von wildwachsenden Blumen, Bäumen und Sträuchern gewonnen. Sie helfen unsere seelischen Abläufe zu harmonisieren und damit den ganzen Körper in ein gesundes Gleichgewicht zu bringen.
Dr. Edward Bach erkannte die negativen Gemütszustände wie Angst, Trauer, Verzweiflung, Sorgen, Depressionen als die eigentlichen Ursachen vieler Krankheiten und hinterließ uns die Aufgabe, den Menschen zu behandeln und nicht die Krankheit.

Die Bach-Blütentherapie kann besonders bei psychosomatischen Leiden - also Vorgänge auf körperlichem und geistigem Gebiet im Körper, sowie die Wechselbeziehungen zwischen beiden - wirksam eingesetzt werden. Sie ist eine Ergänzung zu den Therapien der Naturheilkunde, wie klassische Homöopathie, Pflanzenheilkunde, Akupunktur und Akupressur usw. Die Bach-Blütentherapie löst Blockaden die im seelisch-geistigen Bereich liegen, da viele Krankheiten im Gemüt entstehen. Ihre heilenden Inhalte der Blüten berühren also die Seele des Menschen und führen ihn zu neuen Einsichten und Verhaltensweisen. Dr. Bach sagte dazu: ''Heal thyself - heile dich selbst'', denn er fand, daß die meisten Krankheiten ihren Ursprung in der Psyche haben, was auch ich vertrete. Krankheit ist nichts anders als eine Disharmonie zwischen Seele und Identität.

In der Natur finden wir eine riesige Auswahl an Möglichkeiten gegeben, unser Leben harmonisch und damit auch glücklich zu gestalten. Es liegt an uns, die für uns geeigneten Wege aufzuspüren und anzuwenden. Die Blütenessenzen können uns dabei helfen.

Es finden immer mehr Menschen durch die Bach-Blütentherapie Hilfe bei ihren seelischen Konflikten und Heilung von Krankheiten, die ursächlich durch seelische Mißklänge entstanden sind.
So könnten sich Naturheilkunde und Schulmedizin einander ergänzen, anstatt sich zu bekämpfen.

Heilkraft Natur
''Wenn wir Menschen die Erde in ihrem Naturzustand belassen und wieder zu der von der Natur gegebenen Nahrung zurückgreifen würden und nicht zu der denaturierten, kulturell angebauten, durch Spritzmittel vergifteten, könnten wir uns viele - wenn nicht sogar alle - Probleme mit Krankheiten, Umweltverschmutzung, Naturzerstörung und ähnlichem, ersparen''.

Heilkräftiges Rizinusöl hilft bei entzündeten Augen und Lidrandentzündungen mit Jucken, Brennen und anschwellenden Lider. Ein bis zwei Tropfen Rizinusöl nehmen und bei geschlossenen Lider jeweils vor dem Schlafengehen einreiben.
Gleichzeitig bekommen durch diese Kur die Wimpern ein seidenhaftes Aussehen und sie werden besonders lang und kräftig.

Thymian wirkt hervorragend bei Krampf- oder Stickhusten. Einen Eßlöffel Thymian mit einer halben Tasse kochendem Wasser überbrühen, abseihen, mit Honig süßen und stündlich teelöffelweise langsam trinken.

2 Handvoll getrocknete Mohnblätter in ½ Liter Baumöl (Drogerie, falls nicht erhältlich gutes Oliven- oder Nußöl verwenden). Alles zusammen in ein verschließbares Glas füllen und drei Wochen in der Sonne mazerieren lassen. Abseihen und damit schmerzende Stellen bei Gliederschmerzen einreiben.

Gut für Nerven und Milz ist folgender Tee: 12 Roßkastanienblüten trocknen und 3 grüne Roßkastanien mit Schale zerkleinern. In einem Liter

Wasser 1 Eßlöffel davon einkochen und dann noch etwas ziehen lassen. Abseihen und bei Bedarf über den Tag verteilt trinken.

Für die Verdauung und gegen Magenverstimmung hat sich folgendes bewährt: Von 12 Roßkastanienblüten nur die Blüten abzupfen in einem Liter 60%igem Schnaps ansetzen, ca. 6 Wochen in die Sonne stellen und täglich einmal schütteln. Danach 7 Roßkastanien mit Schalen zerkleinern und dazugeben. Nochmals 3 Wochen in der Sonne mazerieren lassen, abseihen und bei Bedarf 1 Eßlöffel voll einnehmen.

Äpfel

Die Amerikaner sagen: ''One apple a day keeps the doctor away'' übersetzt heißt das ''Ein Apfel am Tag hält den Doktor fern'', und sie haben damit recht. Eigentlich gibt es kein gesünderes Obst als den Apfel. Er vermag nicht nur den Appetit zu steigern (bei vielen auch nicht nötig), sondern er hilft bei Verdauungsstörungen, erhöhtem Cholesteringehalt, Wasseransammlungen im Gewebe, Gicht, Rheuma und vielem mehr. Äpfel sind nicht nur ein gutes Mittel gegen Stuhlträgheit, er dient ebenso der Bekämpfung von Durchfall, was viele schon aus Großmutters Tagen wissen.

Ein bis zwei zimmerwarme Äpfel, morgens auf nüchternen Magen gut gekaut gegessen, verhelfen dem Darm zu seiner natürlichen Funktion. Frisch und fein gerieben als Alleinnahrung, sind sie allerdings eine unbelastende Schonkost gegen Darmkatarrh, Durchfall und sogar gegen Ruhr und andere infektiöse Darmerkrankungen, besonders bei Kindern. Äpfel wirken also dämpfend auf auf die Magen-Darm-Bewegung, ausgleichend, umstimmend, gleitend, ohne zu reizen und wieder zusammenziehend.

Zwei Äpfel am Tag wirken durch das Apfelpektin unter anderem cholesterinsenkend und sollen sogar auf Arteriosklerose und Herzinfarkt vorbeugend Einfluß haben. Diabetiker profitieren ebenfalls von einer Pektinzufuhr. Auch Gichtkranken sind Äpfel sehr ans Herz zu legen, denn die basischen Bestandteile begünstigen den Abtransport von Harnsäure. So wurden mit zwei bis drei Apfeltagen in der Woche bei Nierenentzündung, Wassersucht, Herz- und Gefäßerkrankungen ausgezeichnete Erfolge erzielt.

Auch den täglichen Vitamin C-Gehalt kann ich durch einen Apfel decken. Lange gereifte Äpfel haben einen höheren Vitamin-C- Gehalt als frische. Er ist direkt unter der Schale am höchsten.
Also Leute, eßt mehr Äpfel und Ihr bleibt gesund!

Apfelschalentee wirkt harnsäurelösend und wassertreibend.
Der durststillende und erfrischende Tee wird weiterhin empfohlen bei Magenleiden, Herzstörungen, Nieren- und Blasenkrankheiten, Rheumatismus, Bluthochdruck, Hautausschlägen zur Nervenstärkung und Blutreinigung.

Bei Anzeichen eine Grippe oder Erkältung hat mir ein heißer Frankfurter Apfelwein, den ich mit etwas Zucker, Zimt, Nelken und eine Prise Kardamon gewürzt habe, immer am besten geholfen.

Rote Bete
Insbesondere der hohe Eisengehalt der seit mehr als 2000 Jahren als Gemüse- und Arzneipflanze bekannten Roten Bete wirkt aktivierend und regenerierend auf die roten Blutkörperchen und die Atmungsfermente. Die hell- bis dunkelrote Knolle wird daher sehr geschätzt zur Steigerung der geistigen und körperlichen Leistungsfähigkeit, sie wirkt vorbeugend gegen Grippe, Erkältungskrankheiten, Blutarmut und soll auch nach neusten Erkenntnissen positiv auf das Krebsgeschehen einwirken.

Äußerlich angewandt soll die Rote Bete gegen Falten wirken. Innerlich wirkt sie entschlackend, mineralsalzzuführend, tonsierend und kräftigend auf die Wiederstandskraft des Körpers. Eine Rote-Bete- Kur für eine faltige und welke Haut bringt Frische und neue Schönheit.

Rettich
In der Volksmedizin steht der Rettich schon seit langer Zeit hoch im Kurs. Auch heute noch empfiehlt sie Rettichsaft, zusammen mit Honig, bei hartnäckigem Husten und Keuchhusten, bei chronischer Bronchitis, Verschleimung und Heiserkeit. Auch bei Gicht, Ischias und Rheumatismus sowie bei Katarrhen der Verdauungsorgane, Entzündungen der Gallenwege und bei Gallenstauung zeichnet sich Rettich in besonderer Weise aus. Hier wirkt er der Bildung von Steinen und Grießkörnern entgegen. Auffällig ist, daß in Gegenden wie Süddeutschland, insbesondere Bayern, wo besonders viel Rettich - beispielsweise zur Brotzeit - verzehrt wird, Gallenblasenentzündungen weniger häufig vorkommen.

Der bekannte Kräuter-Pfarrer Johann Künzle erklärt dies wie folgt: "Rettich löst und erweicht verhärtete Galle und führt sie aus. Er säubert die Gallenwege, wo gewöhnlich die Gallensteine stecken bleiben und schreckliche Schmerzen verursachen können. Darum hilft er auch gegen Gelbsucht und Leberkrankheiten."

Zubereitung eines Rettich-Honig-Saftes: Einen großen Rettich raspeln, mit 3 Eßlöffel Honig versetzen und 10 Stunden in einem Glas ziehen lassen, dann abpressen. Hustenpatienten bekommen davon eßlöffelweise Portionen über den Tag verteilt.

Auch Holundersaft ist ein vorzügliches Naturheilmittel für viele Erkältungskrankheiten. Vor dem Essen getrunken, löst es auch hartnäckige Verschleimungen der Atemwege und reinigt den gesamten Organismus über die Ausscheidungsorgane.

Wußten Sie schon, daß Gurken mit zu den gesündesten und dabei kalorienärmsten Nahrungsmitteln überhaupt zählen. Ihr gesundheitlicher Wert beruht in erster Linie auf dem hohen Basenüberschuß und dessen harnsäuresenkende Wirkung. Zudem sind Gurken entwässernd und damit das ideale Gemüse für Gicht-, Rheuma- und Nierenkranke.

Maurice Mességué, der berühmte französische Pfanzenheilkundige, empfiehlt zur Erhaltung der schlanken Linie, abends so oft wie möglich rohe Gurken zu essen. Diese Kost ist, wie er betont, besonders für Frauen geeignet, die zu Zellulitis neigen. Auch schwere Beine, deren Müdigkeit durch venöse und lymphatische Stauungen bedingt ist, werden durch eine gurkenreiche Kost wieder leichter und munterer. Wie die meisten Frauen wissen, ist die Gurke auch ein ideales Mittel für die Schönheit, dessen Anwendung ich hier nicht mehr zu schildern brauche.

Löwenzahn
Schon den alten Griechen und Römern als Heilpflanze bestens bekannt, wurde er auch schon von den Arabern als Arznei eingesetzt. Diese ''Allerweltspflanze'' wird bei vielen Leiden und Beschwerden immer wieder empfohlen und erzielte besonders große Erfolge bei entzündlichen Gelenkerkrankungen (Arthritis) und natürlich als Entschlackungs- und Blutreinigungstee. Trinken Sie ihn besonders im Frühjahr, um Ihren Organismus von den winterlichen Ablagerungen zu befreien.

In unserer Küche fehlen niemals Löwenzahnblätter in Salatgerichten und feingehackt mit Petersilie und Schnittlauch oder mit Weichkäse vermischt, ergibt einen sehr schmackhaften Brotaufstrich.

Sellerie
Ob Sellerie tatsächlich müde Männer munter macht, ist bisher nicht erwiesen, doch daß diese Knolle Gicht- Rheuma- und Arthritiskranken helfen kann, darüber sind sich Naturheiler und Mediziner einig. Sellerie regt die Ausscheidung von Stoffwechselprodukten im menschlichen Körper an, wirkt appetitanregend und stärkend. Er hat einen hohen Gehalt an Vitamin E, Natrium, Kalium, Kalzium, Phosphor und ätherischen Ölen.

Sellerie ist ein uraltes Gemüse, eine Heil- und Gewürzpflanze, die jede Frau, und auch Mann, eigentlich aus der Küche her kennen müßte. In

alten Kräuterbüchern wird die Pflanze verwendet bei Steinleiden, Menstruationsbeschwerden, bei Verstopfung, Blähungen und Harnverhalten.
Als eingedickter Selleriesaft mit Honig versetzt, dient er wunderbar als Hustensaft. Von Naturärzten wird er gerne für Magen, Darm, Leber, Galle und Nerven, gegen Koliken, Husten und Erkältung verordnet.

Das Selleriekraut besitzt ein vielfaches an Mineralien und Vitaminen gegenüber der Knolle und diese Inhaltsstoffe und andere machen den gesamten Sellerie zu einem basenreichen und äußerst gesunden Gemüse. Er regt den Speichel und Gallenfluß an, fördert die Verdauung, ist stark harntreibend, hilft bei Venen- und Lymphstauungen und verbessert auch die Ausscheidungen des Stoffwechsels. Außerdem zählt diese Pflanze zu den kalorienärmsten Gemüsen überhaupt. Bei Nierenentzündungen und Allergien ist der Verzehr von Sellerie nicht angebracht. Ansonsten ein gesundes und durchaus empfehlenswerte Gemüse.

Kohlblatt heilt
Schon der französische Pflanzenheiler Maurice Mességué empfiehlt die heilende Wirkung des Kohlblattes.
Seine Verdienste brachten schon in der Antike die griechischen und römischen Ärzte zu der Feststellung, daß Kohl eine Allheilmittel sei.

Man nehme bei Wunden, Kreuz- und sonstigen Beschwerden ein frisches, weichgeklopftes Kohlblatt und legt es etwa zwei Stunden auf die entsprechende Stelle.
Auch bei den heutigen Menschen sehr viel auftretenden Gelenkschmerzen (Periarthritis) am Arm legt man gehackten Kohl auf die schmerzenden Stellen und vielen hat es wunderbar geholfen.

Bei Insektenstichen und Verbrennungen vermag ein zerriebenes und als Pflaster aufgelegtes Kohlblatt den Schmerz sofort zu lindern und die Heilung beschleunigen.

Auch bei Hautrissen, nässenden Wunden, Abszessen, Furunkeln usw. kann man wie oben verfahren.
Im Entsafter hergestellter Kohlsaft, kann bei Angina bestens eingesetzt werden und mit Honig vermischt ergibt er ein helfendes Getränk bei Stimmverlust.
Auch bei innerer Anwendung als Tee oder Saft entfaltet der Kohl ebenfalls seine wohltuende Eigenschaften; zu empfehlen bei Leberzirrhosen, Ruhr, Anämie, Arthritismus, Gicht und allen Darmerkrankungen.

Kompressen mit Kohlblättern helfen bei allen schmerzenden Organen, Bauchschmerzen, Durchfall, auf die Stirn gelegt bei Migräne, auf den Hals und die Brust gelegt, bei Schnupfen und Asthma.

Kopfsalat
auch als das "Kraut der Weisen" bezeichnet - eventuell weil man vom Salat essen weise werden soll? - wohl vor allem auf Grund seiner beruhigenden, ja betäubenden Wirkung. Abends vor dem Schlafengehen gegessen, haben Sie eine ruhige Nacht.
Mit einer Salatdiät werden Sie bestimmt Ihre Schlafstörungen los. Man kann ihn auch guten Gewissens bei allen sexuellen Überreizungen servieren. Der Kopfsalat ist reich an Vitamin E und man sollte ihn soviel wie möglich zu sich nehmen.

Ringelblume
Die Ringelblume ist eine auf vielen Gebieten einsetzbare Blume, besonders bei Metastasen in folgendem Ansatz zu verwenden:
2 Eßlöffel Ringelblume, nur die gelben Blütenblätter, in ½ Liter Milch zehn Minuten langsam kochen. Dadurch werden die Heilstoffe frei. Abseihen und über den Tag verteilt schluckweise trinken. Das baut alle Metastasen im Körper ab, es entstehen keine neuen und der Krebs heilt zum großen Teil aus. Wird von vielen Geheilten bestätigt.

Bockshornklee
Auch er ist ein gutes Mittel gegen den Krebs. 2 Eßlöffel Bockshornkleesamen werden gemahlen und in einem ½ Liter Milch wie Grießbrei

gekocht. Alle Stunde einen Eßlöffel davon in kleinen Mengen schlukken.

Natürlich ist es wichtig bei jedem Krebsgeschehen die Ernährung umzustellen. Kein Schweinefleisch, wenn möglich kaum Fleisch, viel Gemüse, Salate, viel Obst und Rohkost und wenn möglich viel Bewegung in frischer Luft.

Schafgarben, Brennessel, Lavendel, Lindenblüten
Mit diesen Tees, einzeln oder auch gemischt, wurden schon viele Körper entgiftet, um Heilerfolgen den Weg zu ebnen.

Drei Tassen dieser Tees über den Tag verteilt trinken entschlackt und erneuert das Blut, überhaupt bei Arthrosen.

Weitere Kräuter zur Blutreinigung sind: Bärlauch, Birkenblätter, Schlüsselblume, Holunderblüten, Löwenzahn und Brennessel.

Brennessel
Die Brennessel ist auch eine sehr alte und bewährte Heilpflanze, die vor allem bei der Entgiftung und Entschlackung des Körpers eingesetzt wird. Sie ist auch bestens für die Behandlung von Rheuma, Gicht und Hautkrankheiten geeignet.

Durch ihren hohen Eisengehalt, das in pflanzlicher Form gut vom Organismus aufgenommen werden kann, hilft die Brennessel besonders bei Blutarmut und trägt zur Kräftigung des Körpers bei. Ein Teeaufguß aus ihren Blättern wird bei Erkrankungen der Harnwege, bei Nierengrieß, zur Blutreinigung und Ent-schlackung, zur Entgiftung bei Rheuma und Gicht, bei Hautunreinheiten, träger Darmperialistik, bei Neigung zu Magen-Darm-Geschwüren, bei Stoffwechselstörungen und Menstruationsbeschwerden empfohlen. Naturheilkundige empfehlen eine Brennesselsaftkur bei Anämie, also bei Blutarmut. Sogar bei Prostatavergrößerungen kann ein Brennesseltee die Miktionsbeschwerden lindern. Durch eine Frühjahrskur mit Brennessel werden dem Körper wichtige Vitamine, Mineralien, Enzyme, Spurenelemente und Hormone zugeführt.

Dafür eignen sich die zarten Blätter besonders. Man zupft sie mit Gummihandschuhen von den Stengeln und wäscht sie in warmen Wasser, dadurch verlieren sie das unangenehme Brennen und sie können in Salaten, Suppen und Gemüsen Verwendung finden.

Mangold
Zum Entschlacken eignet sich auch der leider fast in Vergessenheit geratene Mangold. Mit diesem Sommergemüse lassen sich schmackhafte Gerichte zubereiten und es hat noch andere Vorzüge zu bieten:

Mangold enthält erhebliche Mengen Kalium, Kalzium, Eisen, Karotin und Vitamin C, ist kalorienarm, entschlackt und entwässert den mit vielen Stoffwechselgiften belasteten Organismus. Der Mangold wir wie Spinat zubereitet und darf auch wie er nicht mehr aufgewärmt werden.

Wacholderbeeren
Sie haben es in sich, die kleinen schwarzen Wacholderbeeren, denn ihre Wirkstoffe regulieren den Wasserhaushalt im Körper, helfen bei Rheuma, Appetitlosigkeit, Blähungen und Völlegefühl.

Stimmt etwas in Ihrem Wasserhaushalt nicht, dann können Sie es durch einen Blick in den Spiegel feststellen: Unter den Augen haben sich dicke Tränensäcke gebildet - ein Zeichen für eine Ansammlung von Gewebswasser. Viel später erst schwellen auch die Beine an, Knöchel und Fesseln folgen. Pfarrer Kneipp empfahl diesen Patienten schon damals zur Entwässerung Wacholderbeeren. Die Inhaltsstoffe des Wacholders bauen auf milde natürliche Art die Wasseransammlungen im Gewebe ab. Schon nach kurzer Zeit verschwinden auch die Tränensäcke und das ständige Druckgefühl in den Beinen läßt nach.

Wacholder bessert außerdem die Versorgungsverhältnisse von Muskeln, Sehnen und Gewebe, kann also Stoffwechselstörungen vorbeugen und sogar beseitigen.

Deshalb ist Wacholder auch eine ausgezeichnete Arznei gegen rheumatische Beschwerden und als Wacholderschnaps ist er bei Verdauungsbeschwerden nicht zu verachten

Johanniskraut
Eine Johanniskraut-Packung glättet, regeneriert.
Zutaten: 1 Eigelb, 2 Eßlöffel Johanniskrautöl, 3 Tropfen Zitronensaft.
Herstellung: Rühren Sie das Johanniskrautöl tropfenweise in das Eigelb, bis eine feste Mayonnaise entstanden ist. Zitronensaft hinzufügen. Streichen Sie die Mischung mit einem breiten Pinsel auf das gut gesäuberte Gesicht, den Hals und das Dekolleté, und lassen Sie die Packung ungefähr eine halbe Stunde einziehen. Dann mit warmem Wasser abwaschen.

Das gelbe Johanniskraut blüht im Sommer auf Wiesen und Waldrändern und das aus den Blüten hergestellte Öl besitzt eine vielseitige Heilwirkung, wie schon erwähnt.
Die Johanniskrautpackung regeneriert und glättet die Haut, macht sie geschmeidig und zart und führt bei regelmäßiger Anwendung zu einer Verfeinerung der Haut und des Aussehens.

Ätherische Öle
Den Menschen bleiben Gerüche und Düfte ganz besonders im Gedächtnis haften. Sie begleiten ja unser Leben vom ersten Augenblick an, aber selten sind wir uns dessen bewußt.
Überlegen Sie doch einmal, in was sie uns im Leben beeinflussen. Unsere Stimmung, Sexualität, Kreativität, bei der ersten Partnerschaftsbegegnung, Sympathie und Abneigung hängen viel vom ersten Duft ab. Denken Sie nur an die Redewendung ''Ich kann den/die nicht riechen'' oder den altägyptischen Spruch ''Kein Tag ist glücklich ohne Wohlgerüche''. Angenehme Düfte heben unsere Stimmung, machen fröhlich, beschwingt und regen an.
Der Geruch eines Parfüms, der Duft einer Blume, einer blühenden Wiese usw. kann uns in die entsprechende Stimmung versetzen.

Schon vor vielen Jahren haben Menschen die Kunst entwickelt, auch den Pflanzen ihre Düfte zu entziehen, um sich diese zunutze zu machen. Man gebraucht heute ätherische Öle zum Heilen, zur Kosmetik, zur Duftverbesserung und sogar zum Mumifizieren.
Die Kräfte der stark desinfizierten Öle aus Zimt, Myrrhe und Zedernholz verhinderten eine Zersetzung der Toten. Auch wußte man um die kraftvolle seeliche Effektivität der Düfte.

Diese Düfte können uns anregen - denken sie nur an den Duft eines frisch gekochten Kaffees oder eines frisch gebackenen Brotes - beruhigen, erheitern und beglücken. Die Natur hat uns hier eines ihrer kostbarsten Geschenke gemacht und gerade in unserer hektischen und unruhigen Zeit entdecken wir das fast vergessene Wunder der wohltuenden Eigenschaft der Düfte wieder.

Ziel der Aromatherapie ist es, die innere Harmonie und das Zusammenspiel von Körper, Geist und Seele zu erzielen.
Diese Düfte wirken unmittelbar auf die Steuerzentren unseres Bewußtseins und beeinflussen unter anderem Herzschlag, Verdauung und Atmung. Da das Verdauungssystem besonders auf Düfte anspricht, werden in der Küche aromatische Gewürze verwendet, die durch ihren Odeur Appetit machen, anregen oder auch entkrampfen, denken Sie nur an die Kräuterliköre und Magenbitter. Auch unsere Stimmung wird durch Düfte beeinflußt, denn sie sind feine Botschaften an uns, unsere Sinne und auch unsere Selbstheilungskräfte, die damit angeregt werden.

Ätherische Öle bestehen aus einer Vielfalt von wirksamen Einzelkomponenten und diese schaffen die heilenden Auswirkungen auf Körper und Geist und Seele. Ätherische Öle kann man bei vielen Gelegenheiten einsetzen, zum Beispiel zur Verbesserung der Raumluft mittels Aromakerzen oder Duftlampen in die entsprechende Öle eingefüllt, Erfrischung, Anregung, Konzentrationsfähigkeit oder Entspannung erreicht werden kann. Auch erfrischende oder entspannende

Bäder in ätherischen Ölen sind ein Genuß und mit Honig vermischt ergibt gleichzeitig eine Pflege Ihrer Haut.
Massieren Sie mit entsprechenden ätherischen Ölen Ihren Körper und Sie werden erstaunt sein über die Wirksamkeit. Diesen Einfluß können Sie auch mit Räucherwerk und Räucherstäbchen erreichen, denn schon früher gab mit in die Glut des Feuers, Harze und Kräuter um sich mit dem entwickelnden aromatischen Rauch zu stimulieren und sogar zu Heilen. Kaum eine Kirche, rituelle Versammlung oder Geistheilung kommt ohne Weihrauch aus.

Machen Sie sich kundig über die Düfte und Aromen, die für welche Gelegenheiten und bei welchen Gegebenheiten benutzt werden können, es gibt genug Bücher und Schriften auf dem Markt, denken Sie dabei auch an die Aroma- oder Bach-Blütentherapie.

Hier noch ein aphrodisierendes Massageöl: 5 Tropfen Rosenöl, 5 Tropfen Jasminnöl, 5 Tropfen Bergamottöl und 10 Tropfen Sandelholzöl mit 50 ml reinem Jobaöl vermischen und einmassieren.

Hier möchte ich Ihnen noch eine kleine Übersicht bringen, die auf den Erkenntnissen des Aromaforschers und Autors Robert B. Tisserand basieren:
Angst, nervöse Spannung:
Benzoe, Bergamott, Kamille, Kampfer, Zypresse, Geranie, Jasmin, Lavendel, Majoran, Melisse, Neroli, Rose, Sandelholz, Ylang-Ylang
Depression, Melancholie:
Basilikum, Bergamott, Kamille, Weihrauch, Geranie, Jasmin, Lavendel, Neroli, Patschuli, Pfefferminze, Rose, Sandelholz, Ylang-Ylang
Zorn, Wutausbrüche:
Kamille, Melisse, Rose, Ylang-Ylang
Apathie:
Jasmin, Wacholder, Patschuli, Rosmarin
Unentschlossenheit:
Basilikum, Zypresse, Weihrauch, Pefferminze, Patschuli

Anst, Wahnzustände:
Basilikum, Muskatellersalbei, Jasmin, Wacholder
Kummer, Leid:
Ysop, Jasmin, Melisse
Überempfindlichkeit:
Kamille, Jasmin, Melisse
Ungeduld, Reizbarkeit:
Kamille, Kampfer, Zypresse, Lavendel, Majoran, Weihrauch
Eifersucht:
Rose
Panik, Hysterie:
Kamille, Muskatellersalbei, Jasmin, Lavendel, Majoran, Melisse, Neroli, Ylang-Ylang
Schockzustände:
Kampfer, Melisse, Neroli
Mißtrauen, Krämpfe, Schmerzen, Stärkung, Beruhigung:
Lavendel
Kopfschmerzen, Nervenstärkung, Verdauungsprobleme:
Basilikum
Grippe, Erkältungen, Asthma:
Eukalyptus
Durchfall, Potenzstörungen, Schwächezuständen:
Bohnenkraut

Auch aromatische Bäder können uns auf verschiedene Art beeinflussen, sowohl durch den Duft der verwendeten Essenzen wie auch durch die physiologische Effektivität der Duftstoffe auf das Nervensystem und den übrigen Organismus.

Natürliche Beschwerdemittel
Es treten bei Hitzewallungen kaum Beschwerden auf, wenn Sie genug Kalzium und Vitamin D zu sich nehmen. Auch bei nächtlichen Schweißausbrüchen, Beinkrämpfen, Nervosität, Gereiztheit und De-

pressionen, die im Klimakterium auftreten, lassen sich mit Kalzium- und Vitamin-D-Gaben behandeln.
Auch Lebertran, gut gekühlt, in Verbindung mit Vitamin E, hat sich dabei sehr gut bewährt. Für ältere Menschen sehr wichtig ist die tägliche Trinkmenge von 2 - 3 Liter Flüssigkeit.

Schwarzer Holunder
Bringen sie im Frühjahr Ihren Körper auf Vordermann und entschlacken Sie ihn gründlich. Das ist die Devise die jedes Jahr immer wieder ansteht.

Im Körper sammeln sich im Laufe der Zeit unzählige Schlackenstoffe an, die den Zellstoffwechsel behindern und Krankheiten auslösen können. Deshalb sollten Sie Ihre jährliche Entschlackungskur mit schwarzem Holunder beginnen und Sie werden sich danach wieder rundum wohl und fit fühlen. Seine ätherischen Öle, schweißtreibenden Glykoside, Flavanoide und Gerbstoffe wirken nicht nur abführend, sondern auch blutreinigend. Die Blüten des Holunders wirken entwässernd, die getrockneten Beeren des reifen Holunders bringen Ihren Darm in Schwung wenn sie über Nacht in kaltem Wasser eingeweicht und morgens in der Flüssigkeit erwärmt und schluckweise auf leeren Magen getrunken werden.

KOMBUCHA
nach Dr. Sklenar, das wiederentdeckte Naturprodukt. Der Teepilz, der nach neusten Medienberichten Millionen Gesundheit schenkt und sogar heilen soll. Dem Arzt Dr. Rudolf Sklenar kommt der Verdienst zu, einen Pilz wiederentdeckt zu haben, der in Rußland schon seit langer Zeit bekannt ist und dort als WUNDERMITTEL gegen vielerlei Beschwerden eingesetzt wird, den ''Teepilz KOMBUCHA''. Intensive Forschung und ärztliche Tagesarbeiten über viele Jahre haben gleichermaßen zu wissenschaftlichen Forschungsergebnissen mit diesem alten Naturheilmittel aus dem ostasiatischen Raum verholfen.

Dr. Sklenar veröffentlichte Erfahrungen mit "KOMBUCHA" schon 1964 in einer Zeitschrift *"Erfahrungsheilkunde"* und wies nach, daß er ein Therapeutikum nicht nur bei Krebserkrankungen, sondern auch seine heilenden Wirkungen bei Stoffwechselkrankheiten entfaltet. Der Hefepilz "KOMBUCHA" stellt eine Symbiose mit verschiedenen Bakterien dar und lebt in einer Nährlösung aus Tee und Zucker.
Er vermehrt sich darin ständig, erst durch Ausbreitung an der gesamten Oberfläche der Nährsubstanz und danach durch Verdickung nach unten, so daß ständig neue Pilze entstehen.
Die Vermehrung erfolgt nicht, wie bei echten Hefen durch Sporen, sondern nur durch vegetative Sprossung.

So zeichnet sich ein gesunder "KOMBUCHAPILZ" dadurch aus, daß er sich bei richtiger Behandlung ständig vermehrt und fast unbegrenzt haltbar ist. Trotz vieler Analysen konnte bis heute das Geheimnis seiner Wirksamkeit nicht vollständig offengelegt werden.
Daß er aber wirkt, das beweisen die vielen Aussagen von Patienten, die mit den Genuß von "KOMBUCHATEE" ihre Leiden linderten hin zur völligen Beseitigung der Beschwerden wie Gicht, Rheumatismus, Frauenleiden, Darmbeschwerden, Fettsucht, Impotenz, und sogar bei Schuppenflechten, gegen die es kaum ein Heilmittel gibt, wurden Erfolge erzielt.

Von der Beeinflussung des Krebsgeschehens ganz zu schweigen, denn gerade dort ist er ein Alternativmittel, das es Wert ist, beachtet und auch eingesetzt zu werden. Daß er nun heute überall Beachtung findet, verdanken wir den Medien und auch Frau Dr. Carstens, die sich über viele Hinderungen hinwegsetzten und einen positiven Bericht darüber abgaben und somit beitrugen, daß der KOMBUCHA-PILZ nun die Beachtung findet, die er längst schon verdient hätte.
Der "KOMBUCHA" enthält u.a. durch die Gärtätigkeit zahlreiche Stoffwechselprodukte wie: Glucuronsäure, Milchsäure, Essigsäure, Spuren von Weinsäure und anderen organischen Säuren, Fermente und verschiedene Vitamine, die als sehr wirksam gelten.

Die entstehende Kohlensäure verleiht dem Getränk einen erfrischenden Geschmack, und ergibt im Sommer, mit Eis versetzt, ein durstlöschendes Getränk, das es jederzeit mit anderen aufnehmen kann, zumal die Wirkung noch gesundheitsfördernd ist. Durch die auch entstehende Milchsäure wird eine starke Hemmwirkung gegenüber einer Reihe von Darmfäulnisbakterien erreicht und hat also somit auch antibiotische Eigenschaften.
In Frankreich wurde der Tee auch zur Stimulierung der Immunkräfte gegen Infektionskrankheiten, durch die Hefezellen von Pichiafermentans eingesetzt.

Auch findet eine auffallende Belebung des gesamten Drüsensystems des Körpers, sowie eine Förderung des Stoffwechsels durch tägliches Trinken von "KOMBUCHATEE" statt.
Selbst viele deutsche Ärzte werden erwähnt, die ebenfalls mit dem Teepilz "KOMBUCHA" arbeiten und ihn in vielen Fällen als Heilmittel einzusetzen.
Es wird empfohlen morgens und abends je ein Glas davon zu trinken.
Bei zuviel Schärfe kann der Tee mit Limonade oder ähnlichem verdünnt werden.
Bitte passen Sie der anzusetzenden Menge auch die Zuckermenge an.

Ansetzen des Pilzes:
Kochen Sie einen Liter Schwarzen-, oder Kräutertee dem sie einen Teelöffel Schwarzen hinzugeben, und seihen Sie ihn ab.
Fügen Sie 100 - 150 Gramm Zucker hinzu und lassen Sie ihn abkühlen.
Geben Sie dann den Tee in eine Kunststoffschüssel (hat sich am besten bewährt) und legen Sie den Kombuchapilz in die Flüssigkeit, die Sie mit Gaze oder einem Fettspritzschutzsieb abdecken.
Stellen Sie ihn in eine helle Ecke, ca. 20 - 25 Grad warm. Dort nicht rauchen! Im Tee findet er seine Nahrung und paßt sich immer der Größe der Schüssel an. Sollte er einmal schimmeln, dann die Flüssigkeit weggießen, den Pilz mit Tee abwaschen und neu ansetzen wie oben angegeben.

Nach 5-7 Tagen gießen Sie den Tee durch ein Sieb ab und füllen ihn in Flaschen zum täglichen Gebrauch. Im Kühlschrank hält er sich nun längere Zeit, so daß Sie immer einen Vorrat haben. Dann verfahren Sie wieder wie oben aufgeführt und haben so ständig Ihren "KOMBUCHATEE" zur Verfügung, zum täglichen Trinken.
Möchten Sie mehr ansetzen, dann immer die Ansatzzutaten verdoppeln.

Der Pilz bildet nach einer gewissen Zeit einen zweiten und dritten nach unten wachsenden Pilz, der abgezogen und neu angesetzt immer wieder neue Pilze hervorbringt und so immer für neuen Nachschub sorgt, so daß Sie für alle Zukunft neue Teepilze haben.

Der Tee kann auch als Waschlotion und als Badezusatz (ca ½ l) oder mit Moorbäder vermischt seine Verwendung finden. Für Diabetiker empfehlen wir das Ansetzen mit Fruchtzucker oder einem Teil Honig, aber bitte erst nach ein paar Ansätzen, damit der Pilz sich angeglichen entwickeln kann.
Dies meine Erfahrungen mit dem zu empfehlenden Kombucha-Teepilz, der eigentlich eine Flechte ist.

Comfrey oder Beinwell - die Königin der Heilpflanzen.
Beinwell (Symphytum officinale), die einheimische Pflanze und Comfrey (Symphytum peregrinum), eine Züchtung aus einheimischem Beinwell und einer Beinwell-Art aus dem Kaukasus, stehen als Heilpflanzen wieder im Rampenlicht. Unseren Vorfahren half diese außergewöhnliche Pflanze bei vielen Krankheiten und Beschwerden.

Es gibt kaum eine Pflanze, die in ihrer Verwendungsmöglichkeit so vielseitig ist wie der Beinwell. Auch von den Indianern Nordamerikas wurde der Beinwell nach der Kolonisierung als wertvolles Nahrungs- und Heilmittel geschätzt. Die jungen Blätter wurden als Rohkost gegessen oder als Gemüse wie Spinat verwendet. Beinwell wurde schon von

Herodot 400 v.Chr. als Heilmittel erwähnt und seither in der alten Welt hochgepriesen.

Comfrey oder auch Beinwell genannt ist nach den die Pflanze einsetzenden Menschen eine reine Wunderpflanze. Sie ist Heilpflanze - und das schon seit Jahrtausenden. Sie ist aber auch eine Gemüsepflanze, und ein guter Dünger. Sie wächst problemlos im Garten und vermehrt sich zusehends. Mit ihren kleinen lila Blüten, die fast den ganzen Sommer über vorhanden sind, sieht sie nicht nur schön aus, sondern ist auch eine begehrte Bienen- und Insektenweide.

Comfrey wächst bei uns auch auf Wiesen, an Straßenränder, an Flußufern und Feuchtgebieten. Der wildwachsende Beinwell (Symphytum officinale) ist etwas kleiner als die für den Garten gezüchtete Hybride (Symphytum peregrinum) und vermehrt sich auch durch Samen. Früher wurde Beinwell auch als Viehfutter auf Äckern angebaut und jetzt erlebt diese ''Wunderpflanze'' vor allem im biologischen Gartenbau eine Renaissance.

Sie wird als Heilkraut sehr geschätzt und ist einer der schnellsten Eiweißbilder von allen Nutzpflanzen, die wir kennen.
Beinwell enthält essentielle Aminosäuren, Schleim- und Gerbstoffe, sowie Vitamine, vor allem in großen Mengen Vitamin B12, daneben sind noch die Inhaltsstoffe von Beinwell Glycoside, Alakaloide, Consolidin, Gerbstoffe, Harze, Cholin, Vitamine und Spurenelemente. Aber der wichtigste Wirkstoff von Beinwell ist das Allantoin. Es dürfte in der gesamten Pflanzenwelt keine Pflanze geben, die das Allantoin in so reicher Menge besitzt. Es wirkt sich äußerst günstig auf die Neubildung von Zellen aus. Knochenbrüche, Schwellungen, Prellungen, Zerrungen, Entzündungen des Bewegungsapparates werden seit alters her mit großem Erfolg mit einem Brei aus Comfreywurzeln behandelt.
Allergien, Arthritis, Bandscheibenschäden, Blutergüsse, Bronchialleiden, Ekzeme, Frostbeulen, Fußpilz, Geschwüre, Haarausfall, Haut-

entzüdungen, Heuschnupfen, Knochenentzündungen, Knochenschmerzen, Nagelentzündungen, Narbenschmerzen, Nervenschmerzen, Schuppenflechte, Quetschungen, Rheuma, Schleimhautentzündungen, Sehnenscheidentzündungen, Venenentzündungen, Verbrennungen, Verrenkungen, Verstauchungen, Warzen, Wundbehandlung und Hexenschuß sind die Erkrankungen bei denen Beinwell eingesetzt werden kann.

In der Zwischenzeit gibt es schon Mittel mit den Inhaltsstoffen des Beinwell auch in der Apotheke zu kaufen. Zu nennen wäre vor allem ''Symphytum'' der Firma Rödler, bzw. Pharmakon Arzneimittel. Bei innerlichen und äußerlichen Entzündungen und Allergien hilft ein Tee aus Comfrey-Blättern und gleichzeitig Breiumschläge und Salbenbehandlung auf den entsprechenden Stellen.

In der Küche werden nur die Blätter des Beinwell verwendet. Sobald sie gekocht werden verlieren sie das Pelzige und man kann sie wie Spinat zubereiten, gibt sie an Kräutersuppen oder backt sie in Pfannkuchenteig aus.

Comfrey kommt auch als Viehfutter wieder zu Ehren. Die Vierbeiner bekommen bei der Fütterung mit Comfrey starke Knochen und ein glänzendes Fell. Hühner legen Eier mit starken Schalen und goldgelbem Dotter, Kühe geben erheblich mehr Milch, und Verdaungskrankheiten bei Rind, Pferd, Schwein und Federvieh heilt man durch Fütterung mit Comfrey. Sogar Hunde kann man damit helfen, wenn Comfrey als Futterbeigabe gegeben wird.

Für den Gärtner ist Comfrey ein wahres Wundermittel - er kann nämlich nahezu den Kompost ersetzen. Keine andere Pflanze ist so vielseitig verwendbar. Als Mulch, als Kräuterjauche und auch im Kompost. Comfrey enthält viel Kalium, man erzielt damit bei Tomaten und Kartoffeln fast doppelte Erträge. In die Furche des Kartoffelbeetes gibt man vor dem Legen der Setzkartoffeln einen Tag lang eine dicke

Schicht angewelkter Comfreyblätter. Ebenfalls reichlich gut angewelkte Blätter legt man als Mulch unter die Tomaten. Comfreymulch bekommt auch allen anderen Gemüsepflanzen ausgezeichnet und auch Bäume gedeihen damit besser. Wenn man nur wenig Beinwell im Garten hat, bereitet man eine Kräuterjauche. Dazu werden auf je 1 Kg. Beinwellblätter und Wurzelstücke 10 Liter Wasser gegeben. Die Brühe stellen Sie ca. 5 Tage in die Sonne, ähnlich einer Brennesseljauche für Blattläuse. Dann gießen Sie den Absud in fünffacher Verdünnung an die Pflanzen. Gemicht mit Brennesseljauche erhöht sich die Wirkung beträchtlich.

Comfrey beschleunigt auch in erstaunlichem Maße die Kompostverottung. Allein sollte man ihn nicht verkompostieren, da die Pflanze zu wenig Rohfaseranteile besitzt; 25% anderes Kompostmaterial muß schon dazugegeben werden. Comfrey kann in einem genügend großen Garten problemlos angebaut werden, zu vielerlei Nutzen. Am besten in einem Randbeet oder an Zäunen, denn die Pflanzen werden recht groß, etwa bis 1.50 cm. Vermehrt werden sie mit Wurzelstücken die man im Frühjahr ca. 10 cm tief eingräbt. Nach vier bis sechs Wochen bilden sich daraus neue Pflanzen, die man vor der Blüte abschneidet, damit sich sich gut bestocken. Im zweiten Jahr bereits kann man Beinwell viermal im Jahr schneiden und erst im Oktober stellt man das Ernten ein.

Die Pflanzen können bis zu 20 Jahre alt und auch zu einer Plage werden. Dann schneidet man die Pflanze ab und bestreut die Wurzel mit Salz. Aber besser ist, man teilt die Wurzelstöcke und schenkt sie interessierten Gartenbesitzern. Beinwell verträgt gut Kälte, Trockenheit und auch Staunässe.

Nun zum Schluß noch meine Version der Verwendung. Einmal gebe ich die zarten, noch jungen Blätter mit in meine Salate, zum anderen fertige ich damit ein sehr gutes Einreibemittel. Ich nehme die Blätter, zerkleinere sie in ca. 5 cm große Stücke und fülle sie in einen Behälter mit großem Deckel. Darüber gebe ich 1/8 Liter Spiritus und 1/8 Liter Franzbranntwein. Dann stelle ich die Mischung 4 Wochen in die

Sonne, schüttele sie aber alle paar Tage, damit sich alles auch gut vermischt. Danach seihe ich den Sud ab, fülle ihn in Flaschen und habe so ein ganzes Jahr wieder ein fabelhaftes Einreibemittel, das mir schon sehr gute Dienste bei Rheuma, Ischias, Zerrungen, Stauungen usw. geleistet hat.

Symphytum der Firma Pharmakon Rödler wird schon seit Jahren von Naturärzten und Heilpraktikern als Tropfen zum Einnehmen, Salben zum Einreiben oder als Injektionen bei Bandscheiben- und Wirbelsäulenschäden, Gewebsentzündungen, chronischen Leiden der Sehnen, Bänder und Gelenke, sowie bei entzündlichen und schmerzhaften Prozessen des Stütz- und Bewegungsapparates (LWS/HWS) eingesetzt. Es wird als echtes Heilmittel bezeichnet.
Auch zur Haut- und Körperpflege ist Beinwell ein unentbehrlicher Helfer. Er macht die Haut zart und glatt und der hohe Gehalt des zellerneuernden Allantoin ist beachtlich.
Comfrey wird in der Abtei Fulda angepflanzt und gezüchtet und kann von der Firma Pflanzenwelt Scherneck, 36369 Lautertal bezogen werden.

Hinweise, Rezepte und Tips - Folge 3

Kieselsteine
Die Kristalle (Edelsteine) sind unter den Mineralien vorallem als wohltuend und heilkräftig bekannt. Darüber hinaus gibt es eine reichhaltige Literatur über den heilenden Einsatz von Edelsteinen. Aber daß auch gewöhnliche Kieselsteine eine gleich gute Wirkung und Ausstrahlung haben, dürfte allgemein noch nicht bekannt sein. Empfindliche, kränkliche und schwächliche Menschen können dies jedoch bestätigen.
Kieselsteine sind härter als viele anderen Steinsorten und ihre Farbe ist weiß bis leicht gelblich oder grünlich. Sie werden im Volksmund auch ''Feuersteine'' genannt, weil Funken sprühen, wenn sie gegeneinander geschlagen werden.

Ein echter und viel seltener Feuerstein ist der Jaspis, mit dem früher Feuer entfacht wurde. Er ist rot/gelb geflammt oder auch grau und beide strahlen intensiv. Zertrümmert man sie mit Gewalt, so werden ihre kristallinen Strukturen sichtbar.
Wenn Sie sehr empfindsam sind und einen gewaschenen Kiesel in die Hand nehmen, werden Sie nach wenigen Minuten ein feines Kribbeln in Ihren Fingern verspüren. Es kann auch ein Wärmegefühl oder ein leichtes Ziehen sein, das allmählich - mit dem Blutstrom - durch den Arm hochzieht und sich dann im ganzen Körperbereich ausbreitet. Ein Kraft- und Glücksgefühl kann Sie durchströmen. Bei regelmäßiger Anwendung werden alle Lebensfunktionen angeregt, die Blutzirkulation steigert sich, das Nervensystem wird gestärkt und die Lust am Leben erwacht wieder neu.
Wenn Sie nichts verspüren, kann es daran liegen, daß Sie stark genug sind und die Kristallkräfte nicht benötigen, was ein gutes Zeichen für Sie ist.

Es kann die Wirkung der Edelsteine dadurch gestärkt werden, daß man sie über Nacht in ein Glas Kräuterabsud, Fruchtsaft oder einfach in Wasser legt. Am nächsten Morgen ist die Kraft des Steines in die Flüs-

sigkeit übergegangen und Sie haben nun eine wirkungsvolle Medizin. Sie werden es nach dem Trinken verspüren, denn das wohlige Kribbeln und die belebende Wirkung wird auch da wieder vorhanden sein.
Sehen Sie, so kann ein kleiner Kieselstein, vor der Haustür oder im Feld gefunden, eine kleine Kostbarkeit für Ihre Gesundheit sein.

Kennen Sie schon Qigong-Kugeln?
Seit Jahren benutze ich schon diese Kugeln, die von von einem chinesischen Kaiser aus der Ming-Dynastie (1368-1644) ersonnen wurden und die jetzt wieder einen Siegeszug durch die gesamte Welt angetreten haben.
Seit jener Zeit zählten sie zu den Geheimnissen der Kaiser, sich gesund und fit zu halten und ein hohes Alter bei geistiger und körperlicher Vitalität zu erreichen.
Die Wirksamkeit der Technik die Qigong-Kugeln bei verschiedenen Krankheiten in den Händen zu drehen, ist heute nachgewiesen. In China werden sie bereits zur Aktivierung von Chi in namhaften Kliniken eingesetzt.

Die Kugeln werden in der Hand im Uhrzeigersinn gedreht, oder auch dagegen, was eine Mehrfachwirkung hat und zwar: In diesen Kugeln, die innen hohl sind, befindet sich eine zweite Kugel, die sich darin bewegt und so eine Vibration erzeugt.
Dadurch entsteht eine feine Bewegungsmassage auf die Nervenenden der Hand und den darin befindlichen feinen Blutgefäßen. Natürlich werden auch die Meridiane und die Akupunkturpunkte die die Hände durchlaufen angeregt und stimuliert. So entsteht ähnlich der Fußzonenreflexmassage eine Reaktion auf viele Körperorgane, was zur Folge hat, daß sie nun auf Blockaden im Organismus positiv reagieren und sie dadurch auflösen können.

Ich für meine Person habe die Qigong-Kugeln deshalb gekauft, um meine in den Händen befindlichen Dupuytrenschen Fingerkontrakturen (Sehnenverkürzungen) zum Stillstand zu bringen und vielleicht sogar eine Verbesserung der Fingerbeweglichkeit zu erzielen, was mir nach vielen Übungen und täglichem einreiben mit "Mukokehl D 5" auch gelang.

Wirkungen kann man bei zu hohem oder aber auch bei niedrigem Blutdruck, Neuralgien, Durchblutungsstörungen der Hände, Arme und Beine, Kopfschmerzen, Sehstörungen, Schwindel, Nacken- und Rückenschmerzen und Verspannungen im Schultergürtel erzielen.
Die Steifigkeit der Gelenke beim Rheumatiker können erheblich verbessert werden, ebenso die Blutzirkulation.

Es ist geschichtlich belegt, daß die chinesischen Kaiser, die die Qigong-Kugeln gedreht haben, ein hohes Alter erreichten.
Probieren Sie einmal selber und Sie werden erstaunt sein, wie beruhigend die Kugeln wirken können. Natürlich ist schon ein bißchen Üben erforderlich, aber der Erfolg wird Sie reichlich dafür belohnen.

Lachen ist gesund
Ich nehme doch an, daß Sie schon gehört haben, daß Lachen gesund ist. Lachen kann Krankheiten bessern, wenn nicht sogar heilen. Natürlich ist die Voraussetzung, daß Sie noch von Herzen lachen können, wie Kinder, so richtig fröhlich. Sehen Sie immer die Dinge von der positiven Seite und entwickeln Sie eine optimistische Einstellung zu allen Gegebenheiten des Lebens.

Entdecken Sie das Kind wieder in sich und alles wird Ihnen besser von der Hand gehen. Sie können auch wieder über Kleinigkeiten lachen und prusten, auch wenn andere die Nase darüber rümpfen. Machen Sie sich nichts daraus, denn es ist Ihre Krankheit, die Sie damit überwinden, oder Ihr inneres Gleichgewicht, daß Sie wiederfinden möchten. Überlegen Sie doch einmal, was Sie beim Lachen im Körper alles anregen. Die Lungen, das Zwerchfell, den Atem, das Herz, den Kreislauf usw. Es ist ausschließlich ein menschliches Phänomen, dieses Lachen, und

Fröhlichkeit kann das Leben durchaus verlängern und Kranke wieder gesund machen.

In Frankreich gibt es sogar schon Lachsitzungen und unterschiedliche Krankheitsfälle wie Herzkranzgefäßverengung, Polyneuritis (Nervenentzündung), Arthrose, Muskelverspannungen, Depressionen, chronische Verstopfung und viele andere Leiden wurden durch regelmäßige Lachsitzungen schon geheilt. Öffnen Sie sich für das Heitere, liebe Leserinnen und Leser, denn Lachen befreit, Sie werden wieder unbeschwerter das Leben angehen und genießen und wieder Grund zum Lachen haben. Ein chinesisches Sprichwort sagt: ''Ein Tag ohne Lachen ist ein verlorener Tag''. Lachen Sie also, so oft es Ihnen möglich und Ihnen danach zu Mute ist, Ihr Wohlbefinden und Ihre Gesundheit werden es ihnen danken.

*

Der Physiker und Nobelpreisträger Professor Max Plank erklärte einmal: ''Irrlehren der Wissenschaft brauchen 50 Jahre, bis sie durch neue Erkenntnisse abgelöst werden, weil nicht nur die alten Professoren, sondern auch deren Schüler aussterben müssen.''

Über Naturheilmittel

Gesundheit ist Harmonie, Ordnung, Gleichgewicht, während Krankheit Disharmonie, Unordnung und gestörtes Gleichgewicht ist. Ein kranker Mensch muß immer als ganzer Mensch behandelt werden, denn er ist immer auch als ganzer Mensch krank, auch wenn es sich zuerst nur am schwächsten Teil zeigt. Es kann ja auch kein einzelnes Organ allein für sich leben, sondern es ist nur im Verband des Gesamtorganismus funktionsfähig und ist daher eine untrennbarer Teil des Ganzen. Und nur über den Gesamtorganismus kann seine Gesundheit oder sein energetisches Gleichgewicht beeinflußt werden, wie auch umgekehrt der Gesamtorganismus und seine zusammenhängenden Abschnitte jedes einzelne Organ zu beeinflussen imstande ist.
Eine Symtombehandlung bringt deshalb nur kurze Zeit eine Abhilfe, denn sie drückt meistens die Krankheit in den Körper zurück und es entstehen alsbald neue Krankheiten.

Die Nebenwirkungen der gegebenen chemischen Mittel machen dann den Menschen nur noch kränker, auch wenn man es nicht wahrhaben will. Das Geschäft mit der Krankheit blüht, wie man an den voll belegten Krankenhäusern sieht.

Ich möchte Ihnen nun ein paar eigene Erfahrungsberichte bringen über Naturheilmittel, denen leider viel zuwenig Beachtung in der Allgemeinheit und auch von den Ärzten entgegengebracht werden.
Über Erkrankungen des rheumatischen Formenkreises habe ich schon an anderer Stelle berichtet (Band 1, Seite 103ff.). Sie stellen ein häufiges Problem in vielen Arztpraxen dar. Die medikamentöse Behandlung degenerativer und rheumatischer Veränderungen des Stütz- und Bewegungsapparates machen es dringend erforderlich, der Therapie solcher Erkrankungen besondere Aufmerksamkeit zu widmen.
Von imm größerer Wichtigkeit wurde in den letzten Jahren die Behandlung rheumatischer und arthrotischer Gelenkerkrankungen mit nebenwirkungsfreien pflanzlichen Substanzen.

So kann ich Ihre besondere Aufmerksamkeit auf "Steirocall" der Firma Steierl-Pharma GmbH lenken, der mit diesem Mittel ein großer Wurf in punkto "Bandscheibenschäden" gelungen ist.
Besonders hervorzuheben wäre auch noch die gute Verträglichkeit von Steirocall und die Nebenwirkungsfreiheit. Ich kann zusammenfassend nur sagen, daß meine Frau und ich nach 8wöchiger Einnahme von Steirocall, in einer Dosierung von 3 mal täglich 40 Tropfen vor den Mahlzeiten mit etwas Flüssigkeit eingenommen, eine deutliche Besserung erzielt haben. Die Therapie bewirkte eine schnelle Linderung der Beschwerden, der Bewegungseinschränkung und eine Besserung des Allgemeinbefindens. Wir nehmen nun im Rhythmus von ¼ Jahr immer wieder 6 Wochen lang Steirocall und fühlen uns beide ausgezeichnet. Es kann also gesagt werden, daß wir eine deutliche Verminderung der Gelenkbeschwerden und Kreuzschmerzen ohne zusätzlich Einnahme weiterer analgetisch/antiphlogistisch wirksamer Medikamente verspürten nach oben geschilderten Kuren mit Steirocall. Die Anwendungsgebiete von Steirocall sind: Arthrosen aller Gelenke, Bandscheibenschäden, schlechte Kallusbildung, Osteoporose, degenerative Prozesse im Bereich der Wirbelsäule wie Osteochondrosen, Spondylochondrosen und Spondylarthrosen.

Die Firma Steierl-Pharma GmbH führt noch weitere sehr gut wirkende Natur- und homöopathische Arzneien in ihrem Angebot, das Ihnen Ihr Naturarzt oder Heilpraktiker gerne rezeptiert.
Bedenken Sie aber immer, daß das Vertrauen des Patienten in die Medizin davon abhängt, daß auch seine Erwartungen und Ängste mit berücksichtigt werden, damit eine erfolgreiche Behandlung erfolgen kann.

Nun komme ich zu den Mitteln der ISO-Komplex-Heilweisen, die ein in sich geschlossenes Heilsystem darstellen. Bei diesem umfassenden therapeutischen Verfahren wird das Krankheitsgeschehen von verschiedenen Seiten angegangen. Dazu gibt es die verschiedenen Mittelreihen: Ader- oder Blutmittel, Brustmittel, Fieber- oder Nervenmittel,

Gewebemittel, Konstitutionsmittel, Lymphmittel, Stoffwechselmittel und Darmmittel.

Verwendet werden ausschließlich Pflanzenauszüge, die durch ein spezielles, das spagirische Herstellungsverfahren, gewonnen werden, also aus keinen Mineralien oder tierische Substanzen. Hierbei wird eine besonders schonende wässrige und eine alkoholische Extraktion vorgenommen. Beide Extrakte werden zur Grundstärke (= D4) vereint. Die Potenzierungen werden nach den Vorschriften des homöopathischen Arzneibuches (HAB 1) vorgenommen. Die Pflanzenauszüge mit gleichartiger Wirkungsrichtung werden zu den Komplexen vereint, die sich seit vielen Jahrzehnten in der Therapie bewährt haben. Es gibt 52 Körnermittel und 5 Fluide mit uneingeschränkten Kombinationsmöglichkeiten.

Durch das spagirische Verfahren sind nicht nur die Salze, Vitamine, Proteine, Säuren Alkohole und Ester der Pflanzen enthalten, sondern wie es Professor Theodor Krauß, der Urvater der Komplex-Mittel, ausdrückt, auch die energetischen Kräfte, wie zum Beispiel Sonnenstrahlen, die auf die Pflanzen eingewirkt hatten. Das Wort Spagirik leitet sich vom griechischen ''span'' (trennen) und ''ageirein'' (sammeln, vereinigen) ab. Also ist ''ars spagyrica'' die Kunst, aus Heilpflanzen und Mineralstoffen durch Trennen des ''Giftes'' vom ''Balsam'' und Zusammenfügen verschiedener geeigneter Balsame möglichst wirksame Heilmittel für die verschiedenen Krankheiten herzustellen. Zur Herstellung der Tinkturen unterwirft man die von der betreffenden Pflanze ausgewählten Teile (Wurzeln, Blüten, Blätter, Früchte usw.) unter Zusatz von etwas Hefe in einer Kohlensäureatmosphäre einem langen Gärungsprozeß. Dabei erfolgt durch die in der Pflanze enthaltenen Enzyme und Fermente zusammen mit denjenigen der Hefe ein Aufschluß der Inhaltsstoffe, wie er in dieser Vollkommenheit durch kaum ein anderes Verfahren erreicht werden kann. Sobald die Gärung abgeschlossen ist, wird abgepreßt. In diesem Filtrat sind alle auf die schonendste Weise gewonnenen Inhaltsstoffe ionen-, molekular- oder kolloiddispers enthalten, soweit sie wasserlöslich sind. Das ist ein wichtiger Punkt, denn gerade die wasserlöslichen Stoffe werden vom menschlichen Organismus gut resorbiert. Diese spagirische Herstellung, die man zu Recht als ein besonderes Verfahren der Biotechnologie bezeichnen kann, zeichnet sich durch folgende Vorteile aus:

1. Als Ausgangsstoff wird nur pflanzliches Material verwendet.
2. Die Vergärung im wässrigen Milieu ist eine der schonendsten, sicher aber die natürlichste Art, den Zellinhalt freizusetzen und damit die Pflanzenwirkstoffe zu gewinnen.
3. Es wird weder gekocht, noch destilliert, noch verascht, d.h. also, daß eine Denaturierung der Inhaltsstoffe, insbesondere der wärmeempfindlichen Eiweißkörper, soweit nur irgend möglich, vermieden wird.
4. Durch das besondere Verfahren ist es gewährleistet, daß sowohl die im Wasser, als auch die im Alkohol löslichen Inhaltsstoffe in das Endprodukt eingehen, daß also das Gesamtspektrum der pflanzlichen Wirkstoffe erfaßt wird.
5. Auf Grund des Herstellungsverfahrens ist es gewährleistet, daß stark wirkende Inhaltsstoffe nie in einer Konzentration auftreten werden, die zu schädlichen Nebenwirkungen führen könnten.

Professor Theodor Krauß vertrat, anders als der Arzt Christian Friedrich Samuel Hahnemann, die Aussage:
"Complexa complexis curantur", was soviel heißt wie: Zusammenhängende Krankheiten werden durch zusammenhängende Arzneien geheilt. Man muß immer bei einer Behandlung den ganzen Körper des Menschen betrachten, einschließlich seiner Seele, um ihn zu heilen, das haben heute nun endlich auch viele Ärzte erkannt.

Diese ganzheitliche Philosophie wird insbesondere vom Arzt gefordert, dessen Streben es sein muß, nicht Symptome zu unterdrücken, sondern durch eine auf Körper, Seele und Geist zugleich wirksame Therapie den Menschen ursächlich und radikal - unter Einbeziehung seiner metaphysischen Daseinsebene - zu heilen. In diesem Zusammenhang berufen sich neuere alchemische Autoren wiederum auf Paracelsus, der in seinem Werk, dem "Buch Paragranum", Philosophie, Astronomie und Alchemie als notwendige Voraussetzung des Arztseins ansieht.

Ein Zitat möchte ich Ihnen in diesem Zusammenhang nicht vorenthalten, das besagt "Der größte Dynamiker und Spagiriker war Jesus Christus, der in einer ungeheureren Konzentration alles umzudenken, neu zu beseelen und zu verklären vermochte."

Es wäre zuviel verlangt, Ihnen alles über diese Mittel zu schildern, aber Ihr Naturarzt oder Heilpraktiker wird es gerne für Sie tun, wenn Sie ihn danach fragen. Für mich waren sie in vielen Krankheitsfällen meiner Familie von großem Nutzen.
In meinem Repertoire fehlen auch nicht die biologischen Heilmittel der Firma Heel, Baden-Baden, denn auch sie haben mir großen Nutzen zur Gesundung und Erhaltung meiner Gesundheit gebracht.

Homotoxine, Krankheit und Therapie

In der jüngeren Vergangenheit hat sich eine neue Forschungsrichtung entwickelt, die Molekularbiologie. Sie basiert darauf, daß man versucht, die bei den Lebensäußerungen ablaufenden chemischen Reaktionen - d.h. den dabei stattfindenden molekularen Umbau - zu erfassen. Damit wird eine bereits im Jahre 1952 in der Homotoxinlehre gestellte Forderung erfüllt, daß alle Lebensäußerungen in ihrem Ablauf geklärt werden müssen, um die homotoxikologischen Zusammenhänge der Krankheiten in vollem Umfange begreifen zu können, bzw. daraus entsprechende therapeutische Konsequenzen zu ziehen. Vor allem auch die Enzymologie bzw. Enzympathalogie nimmt hier einen wichtigen Platz ein.

Nach Dr. H.-H. Reckeweg sind Krankheiten der Ausdruck der biologisch-zweckmäßigen Abwehr gegen exogene und endogene Homotoxine, bzw. sie sind der Versuch, Giftschädigungen zu kompensieren. So, wie einzelne Tropfen eines Springbrunnens eine Auf- und Ab-Bewegung beim Auftreffen auf den Wasserspiegel des Teiches auslösen, aktivieren homöopathische Arzneimittel mit geringen Wirkstoffdosen die Regulationsmechanismen und Selbstheilungskräfte des menschlichen Körpers. In zahlreichen wissenschaftlichen Arbeiten, die in Kooperation mit namhaften deutschen Hochschulen erstellt worden sind, konnte die Wirksamkeit dieser Arzneimittel, auch die der Firma Heel, unter objektiven klinischen Bedingungen eindrucksvoll belegt werden.

Alle Lebensäußerungen beruhen auf der Umsetzung chemisch-faßbarer Verbindungen. Chemische Wirkstoffe sind daher von entscheidender Bedeutung für Gesundheit und Krankheit.
Für den Menschen toxische Stoffe, die Abwehrmaßnahmen des Systems der großen Abwehr hervorrufen, und zwar Phasen 2-6, 4 und 5, werden als Homotoxine bezeichnet.

Der Organismus ist ein Fließsystem. Stoffe strömen ein, treten in Reaktion mit dem Organen des Fließsystems, verändern diese, werden selbst dabei verändert und verlassen schließlich wieder das System. Zuträgliche Stoffe rufen keine Störungen des Fließgleichgewichts hervor. Toxische Substanzen lösen Abwehrmaßnahmen aus, die als Krankheit imponieren.

Krankheiten sind also Ausdruck der biologisch zweckmäßigen Abwehrmaßnahmen gegen endogene (inwendig) und exogene (von außen eindringende) Homotoxine bzw. der Ausdruck erlittener Giftschäden, die der Organismus wieder auskompensieren versucht.
Bei dem Abwehrkampf gegen Homotoxine bzw. bei den Versuchen des Organismus, Homotoxinschädigungen wieder auszugleichen, deren Störungen bzw. Regulationsmechanismen wir als Krankheiten bezeichnen, lassen sich sechs verschiedene Phasen einer Homotoxikose (d.h. einer Giftabwehrkrankeit) unterscheiden. Entweder scheidet der Organismus die Homotoxine (Giftstoffe die im Menschen entstehen) über die physiologischen Pforten aus (Exkretionsphasen oder Ausscheidungsabschnitte), oder die Homotoxine werden in gesteigerter, pathologischer Weise ausgeschieden, zum Beispiel als Eiter u.a. (Reaktionsphasen oder Antwortabschnitte) oder sie werden abgelagert (Depositionsphasen oder Ablagerungsabschnitte).

In diesen ersten drei Phasen ist der Körper mit den Homotoxinen fertig geworden, sie haben seinen Organismus und Zellen nicht geschadet, sondern sie sind unschädlich gemacht, entgiftet worden.
Wirken jedoch besonders gefährliche Homotoxine ein (Karzinotoxine, lipidlösliche organische Verbindungen und sonstige) oder werden die als Phasen 1-3 erkannten biologisch zweckmäßigen Abwehr-Vorgänge in ihrem Ablauf gestört, gehemmt bzw. wird die Entgiftung und Ausscheidung der Homotoxine - die sich übrigens in den Ausscheidungsprodukten wiederfinden lassen - unterbunden, so beschädigen die beteiligten Homotoxine als Retoxine (Rückgifte), jedoch auch fermentblockierend und mutativ wirkende Chemotherapeutika usw.,

intrazelluläre Strukturen, oft die eines anderen Keimblattes, zumal dieses Zurückdrängen der Homotoxine vielfach nur mittels fermentschädigender Therapeutika möglich ist. Daraus ergaben sich die Imprägnationsphasen (Rückvergiftungsabschnitte, durch Eindringen von Homotoxinen oder Retoxinen in das Innere der Zelle charakterisiert), die ihrerseits latent bleiben können und einen Locus minosis resistentiae (Stelle der geringsten Widerstandsfähigkeit) darstellen, ferner bei wiederholter Rückvergiftung die Degenerationsphasen oder Entartungsabschnitte, gekennzeichnet durch die Zerstörung intrazellulärer Strukturen (Fermente, Gene), und den Neoplasmaphasen (Neubildungsabschnitte, Auftreten von Krebs bei Ein- und Mitwirkung von Karzinomtoxinen, Anoxämie u.a.). Von Phase 4-6 an erliegt der Körper zunehmend der Giftwirkung der Homotoxine.

Damit werden alle als Krankheit bezeichneten Vorgänge als naturgerechte Zweckmäßigkeitsvorgänge definiert, die der Unschädlichmachung, Entgiftung und Ausscheidung der Homotoxine dienen, wobei es zu einer Kopplung von ein oder zwei Homotoxinen zu einem neuen, ungiftigen Körper kommt, dem Homotoxon. Dieser Vorgang der Homotoxinkoppelung beherrscht das gesamte Geschehen der physiologischen Chemie, Enzymologie, u.a. auch der Molekularen Biologie.

Die Homotoxone finden sich in Eiter, seröses Exsudat, jedoch auch in den physiologischen Ausscheidungen wie Faeces (Darmkot), Urin, Speichel, Schweiß, Talg, Cerumen (Ohrenschmalz), Smegma, (Hauttalg), Schleim usw.

Anstelle von Krankheit spricht man besser und unmißverständlicher, um den tatsächlichen, physiologisch-chemischen Gegebenheiten der Lebensvorgänge gerecht zu werden, von den vikariierenden Phasen einer Homotoxikose.

Durch biologische Heilmittel und -methoden wird die naturgerechte Homotoxinkoppelung (evtl. über die fieberhafte und kritische Steigerung oder Entfachung einer Heilreaktion) in die Wege geleitet, beschleunigt, gefördert und stets im Sinne der Ausscheidung angeregt. Die Homotoxine verbrennen im Feuer der Reaktionsphasen (Reckeweg). Jede homotoxische Störung erfordert in Anbetracht der vielen Zivilisations- und Therapieschäden auch vielseitige Kombinationen von Gegengiftfaktoren. Dabei steht diese auf der praktischen Erfahrung basierender Methodik einer kombinierten Wirkungsausrichtung allerdings im Gegensatz zu der heutigen Tendenz, nur einen einzigen Wirkstoff in einem Pharmakon zu verarbeiten, um die Wirkung besser überblicken zu können. Diese "Einwirkstoff-Therapie" trägt den Charakter eines Experimentes und geht ohne Zweifel auf Kosten des Patienten. Wenn alle Krankheitsabläufe als vikaliierender Phasen eines Homotoxikose identifiziert werden, so eröffnen sich dem Therapeuten sichere Richtlinien dafür, welche Maßnahmen biologisch richtig und für den Patienten zweckmäßig, welche wiederum gefährlich und zu vermeiden sind.

Für den Biotherapeuten gilt der dem kategorischen Imperativ entsprechende Satz: Salus aegroti suprema lex (das Heil des Kranken ist das oberste Gesetz). Der Kranke hat Anspruch auf die wirksamste Gestaltung eines evtl. vielgestaltig aufgebauten, dabei nebenwirkungsfreien Präparates. Es muß ausdrückliche betont werden, daß besonders auch die Composita-Präparate aufgrund ihrer homöopathischen Zusammenstellung der iatrogenen Pathologie nicht unterworfen sind.

Bei Analyse und kritischer Auswertung aller Vorgänge, die bisher als Krankheiten bezeichnet wurden und welche die moderne Medizin auch heute noch zu "bekämpfen" trachtet, sowie bei naturwissenschaftlicher Deutung des Krankheitsbegriffes sind Krankheiten als biologisch zweckmäßige Abwehrvorgänge gegen Gifte und Giftschädigungen zu kennzeichnen, welche nicht im Sinne des zerstörenden allopathischen Prinzips, sondern durch Wiederaufbau gestörter Fermentfunktionen günstig beeinflußt und vielfach sogar noch zur endgültigen Heilung geführt werden können.

Seitdem durch die naturwissenschaftliche Forschung die grundsätzliche Bedeutung der Fermente und des Gen-Materials für die allgemeinen Lebensleistungen unzweifelhaft erwiesen ist, haben auch die in molekularen Bereichen wirksam werdenden Homöotherapeutika und homöopathisch verdünnte Wirkfaktoren verschiedenster Art, Organpräparate, Katalysatoren, Nosoden u.a. als fermentinduzierende, gegengiftwirksame Therapeutika eine zunehmende Bedeutung gewonnen, was durch neuere enzymologische Experimente bezüglich der wissenschaftlichen Fundierung des Simile-Prinzips (Hahnemann) und des Umkehreffektes nach Arndt-Schulz untermauert wird.

Die bei Fermentreaktionen beteiligten Wirkstoffe, Vitamine, Spurenelemente, Pflanzenwirkfaktoren, ätherische Öle und die vielen organischen, noch nicht endgültig aufgeklärten Verbindungen, welche sich im Pflanzenreich finden und deren Wirkungen durch die homöopathische Arzneimittelprüfung am Gesunden aufgedeckt und im Simile-Prinzip bzw. Umkehreffekt zur Geltung gelangen, andererseits aber auch Wirkstoffe von Fermentsystemen, z.B. des Zitronensäurezyklus, Chinone, ebenso aber auch Organextrakte, die insbesondere bei Autoaggressionsvorgängen eine wichtige Rolle spielen, ferner die Nosoden, welche aus Krankheitsabscheidungen, Bakterienkulturen u.a. gewonnen sind, vermögen in entsprechender Verdünnung im Umkehreffekt noch in Reserve liegende Abwehrsysteme in Aktion zu setzen, die sich nicht nur gegen diese Wirkstoffe richten, sondern gleichzeitig auch die vorhandenen, gleichsinnig wirkenden Krankheitsgifte neutralisieren. Dabei werden die Giftabwehrmechanismen durch die geeigneten Anteile der Biotherapeutika-Antihormotoxika-Heel insbesondere auch durch die Composita-Präparate (Organzubereitungen, Vitamine, Katalysatoren, Phytotherapeutika, Spurenelemente usw.) auf die adäquat gestörten Fermentfunktionen gelenkt (Gleitschienenprinzip). Sie wirken in einigen Fällen möglicherweise auch als sogenannte C-Repressoren.

Durch die naturwissenschaftlichen Forschungen mußten bekanntlich manche frühere Vorstellungen neuen Erkenntnissen weichen, so z.B.

auch die bisher übliche Therapie von Fieber und Entzündungen mittels Antipyretika, Salizylaten, Sulfonamiden usw.) speziell auch die Therapie von Viruskrankheiten, nachdem der Nobelpreisträger Professor Lwoff feststellte, daß das Virus allein schon durch verhältnismäßig geringe Temperatursteigerungen, wie sie z.B. bei Grippe, Angina u.a. auftreten, mittels der Freisetzung lysosomaler Fermente abgetötet wird. Es ist deshalb an der Zeit, daß die nicht spezifischen Faktoren "in den medizinischen Lehrbüchern erwähnt und in der Praxis berücksichtigt werden".

Zehn Fragen zur Homotoxikologie

1. Was ist Homotoxikologie und wie wirkt sie?
Jeder Mensch stellt ein Fließsystem dar, das sich im Gleichgewicht befindet. Stoffe (auch Gifte) werden vom Körper aufgenommen, verstoffwechselt und wieder ausgeschieden. Dieses Gleichgewicht wird gestört, wenn zu viele Giftstoffe (Homotoxine) den Körper überschwemmen oder der Körper aufgrund einer Stoffwechselstörung Gifte nicht ausscheiden kann. Die körpereigenen Abwehrkräfte können dann diese krankmachenden Gifte nicht mehr neutralisieren. Der Organismus reagiert auf diese Homotoxinbelastung mit Krankheitserscheinungen.
In der antihomotoxischen Therapie wird darum eine Medikament ausgewählt, das die Giftabwehrmechanismen des Körpers stimuliert. Die krankmachenden Gifte werden neutralisiert und ausgeschieden und so das natürliche Gleichgewicht wieder hergestellt.
Diese Medikamente, die von Heel in Baden-Baden hergestellt werden, nennt man "antihomotoxische Präparate". Sie enthalten verschiedene Wirkstoffe, potenziert (verdünnt) nach den Grundsätzen der klassischen Homöopathie von Samuel Hahnemann.
Hell-Präparate werden als Tropfen, Tabletten, Salben, Zäpfchen und als Injektionslösung angeboten.

2. Wie wirken antihomotoxische Präparate?
Antihomotoxische Präparate stimulieren die Abwehrkräfte des Körpers und verbessern die Körperfunktionen, während chemisch definierte Medikamente Krankheitssymptome unterdrücken und Abwehrmechanismen blockieren können.

3. Wer hat die Homotoxologie entwickelt?
Begründer der Homotoxinlehre ist der Arzt Dr. med. Hans-Heinrich Reckeweg (1905-1985).
Schon während seines Studiums interessierte sich Reckeweg für die Homöopathie und ließ sich 1932 als praktischer homöopathischer Arzt in Berlin nieder. Reckeweg entwickelte für seine Patienten homöopathische Präparate und stellte diese in der von ihm gegründeten Firma ''Biologische Heilmittel Heel GmbH'' her.
Nach dem Krieg zog Reckeweg nach Triberg in den Schwarzwald. Dort baute er neben seiner Praxistätigkeit die Firma Heel wieder auf.

4. Was ist der Unterschied zur Einzelmittel-Homöopathie Hahnemanns?
''Ähnliches kann durch Ähnliches geheilt werden'' - diesem Wahlspruch Hahnemanns liegt das homöopathische Wirkprinzip zugrunde. Hahnemann wußte aus eigener Erfahrung, daß manchmal eine chronische Krankheit durch eine andere hinzukommende geheilt werden kann.
Diese Erkenntnis nutzte er, indem er dem Patienten einen Arzneistoff verabreichte, der beim gesunden Menschen eine ähnliche Krankheit hervorruft. Hahnemann erzeugte mit diesem jeweiligen Arzneistoff also eine ''künstliche Krankheit'', die einen spezifischen Reiz auf den Organismus ausübt, zusätzliche Abwehrkräfte mobilisiert und so den Heilungsprozeß aktiviert.
Diese Suche nach dem jeweils krankheitsspezifischen Einzelmittel in der Homöopathie ist sehr zeitaufwendig und damit auch kostenintensiv. Reckeweg hat darum antihomotoxische Kombinationspräparate ent-

wickelt, die indikationsbezogen eingesetzt werden können. Der Therapeut erspart sich das zeitaufwendige Repertorisieren (Arzneimittelsuche). Diese Kombinationspräparate enthalten mehr Wirkstoffe und eignen sich aufgrund ihres breiten Spektrums besonders zur Therapie von komplexen Krankheitserscheinungen.

5. Welche Krankheiten können antihomotoxisch behandelt werden?
Schwerpunkt der antihomotoxischen Therapie sind chronische und degenerative Erkrankungen. Hierzu gehören:
* Chronische Erkrankungen der Atemwege
* Rheumatische Erkrankungen
* Herz- Kreislauferkrankungen
* Schwindel
* Erkrankungen des Verdauungstraktes
* Kinderkrankheiten
* Umwelterkrankungen
* Sportverletzungen

6. Wann ist eine Behandlung mit antihomotoxischen Präparaten nicht angezeigt?
Eine antihomotoxische Therapie ist nicht angezeigt bei Krankheiten, die eine Substitution erfordern (z.B. Diabetes = Insulin, Vitaminmangelzustände = Vitamine); bei psychiatrischen Krankheiten, wenn es bessere allopathische (schulmedizinische) Therapiekonzepte gibt und bei lebensbedrohlichen Erkrankungen.

7. Gibt es bei der antihomotoxischen Therapie Nebenwirkungen?
Die antihomotoxische Therapie gilt als risikoarm, Nebenwirkungen treten äußerst selten auf.

8. Gibt es wissenschaftliche Studien zu den Erfolgen der antihomotoxischen Therapie?
Zahlreiche in Kliniken und Arztpraxen durchgeführte Studien belegen die Wirksamkeit der antihomotoxischen Präparate. Dazu gehören auch

die von der Schulmedizin geforderten Doppelblindstudien. Die Therapieerfolge der antihomotoxischen Therapie wurden auch in veterinärmedizinischen Studien dokumentiert.

9. Werden antihomotoxische Präparate von den Krankenkassen bezahlt?

Ja. Die antihomotoxischen Präparate sind zu Lasten der gesetzlichen Krankenversicherung verordnungsfähig - bis auf wenige Ausnahmen - und werden von den meisten privaten Krankenkassen erstattet.

10. Was kosten antihomotoxische Arzneimittel und wieviel könnten die Krankenkassen einsparen?

Die antihomotoxischen Präparate sind preisgünstig und entsprechen so den Forderungen des Gesundheitsstrukturgesetzes nach einer wirtschaftlichen Arzneimitteltherapie.

Preisvergleiche zwischen antihomotoxischen und allopathischen Präparaten (darunter auch Festbetragspräparate) belegen die Wirtschaftlichkeit dieser Therapierichtung.

Darüber hinaus verursacht die antihomotoxische Therapie keine weiteren Kosten aufgrund von Nebenwirkungen oder Wechselwirkungen mit anderen Medikamenten und den dadurch hervorgerufenen Folgeerkrankungen. Die Krankenkassen könnten Millionenbeträge einsparen, würden mehr biologische und somit auch antihomo-toxische Präparate verordnet.

Vergleiche der Arzneikostendurchschnitte zwischen biologisch und allopathisch ausgerichteten Arztpraxen kommen zu sensationellen Ergebnissen: Biologisch verordnende Ärzte sparen über 50% der Arzneikosten ein.

Homotoxikologie - Homöopathie für jedermann

Immer mehr Menschen sind auf der Suche nach einer risikoarmen Alternative in der Medizin. Abgeschreckt durch umfangreiche Auflistungen von Risiken und Nebenwirkungen in den Beipackzetteln, möchten inzwischen 84 Prozent der Deutschen gerne naturheilkundlich behandelt werden, was aber von Seiten der Schulmedizin und der Krankenkassen kaum beachtet wird.

Nebenwirkungen, die bis zu Organschäden reichen, will der aufgeklärte Verbraucher nicht länger hinnehmen. Der Ruf nach risikoarmen Medikamenten anstelle von chemischer Arznei wird immer lauter. Daher suchen immer mehr Menschen einen Homöopathen auf.

Doch nur wenige wissen: Es gibt eine bekannte, weiterentwickelte homöopathische Behandlungsmethode, die auch der Hausarzt verschreiben kann und die von den gesetzlichen und privaten Krankenkassen bezahlt wird.

Diese biologische Therapie heißt Homotoxikologie. Eine Lehre, die davon ausgeht, daß Gifte Krankheiten verursachen und die uns heute immer wieder durch Schreckensmeldungen von Giften in unserer Umwelt besonders deutlich wird.

Diese Gifte gelangen als Krankheitserreger in den Organismus, werden mit der Nahrung aufgenommen, eingeatmet oder vom Körper selbst produziert. Die in der Homotoxikologie eingesetzten homöopathischen Medikamente bestehen überwiegend aus einer Kombination pflanzlicher Bestandteile, die die Gifte unschädlich machen und sie aus dem Körper ausleiten.

Gute Behandlungserfolge werden zum Beispiel bei rheumatischen Erkrankungen, Gelenkverschleiß, Herz/Kreislauferkrankungen und Schwindel erzielt. Ärzte verschreiben besonders bei chronischen Kranken und älteren Menschen im Sinne der Homotoxikologie, da diese Patienten besonders auf eine risikoarme und verträgliche Therapie angewiesen sind. Unabhängige wissenschaftliche Studien belegen den Behandlungserfolg der Präparate.

Antihomotoxische Therapie bei Gelenkverschleiß
Wer kennt sie nicht, die Schmerzen in den Knien beim Treppensteigen? Oder die ''steifen Knochen'' beim morgendlichen Aufstehen?

Zwei Symptome einer Volkskrankheit, die immer weitere Kreise zieht: die Arthrose. Nur wenige wissen: Eine Arthrose (Gelenkverschleiß) kann wirkungsvoll mit homöopathischen Kombinationspräparaten behandelt werden. Bei fast jedem zweiten Bundesbürger über 35 Jahre treten die Abnutzungserscheinungen der Gelenke auf. Die Bevölkerung über 60 ist praktisch insgesamt betroffen: Fast jeder leidet unter Gelenkbeschwerden - vor allem im Knie- Hüft- und Wirbelsäulenbereich -, die oft mit Schmerzen verbunden sind.

Die Ursachen dieser zunehmenden ''arthrotischen Veränderungen'' in den Gelenken liegen vor allem in unserer heutigen Lebens- bzw. Arbeitsweise: zu wenig Sport und Bewegung, stereotype Bewegungsabläufe bei der Arbeit am Schreibtisch, am Computer oder am Fließband. Der Mensch bewegt sich nicht genug, die Gelenke werden zu wenig oder nur einseitig beansprucht. Oft führt diese Bewegungsarmut in Kombination mit falscher Ernährung zu Übergewicht. Gift für die Gelenke, die die überflüssigen Kilos tragen müssen.
Die Folge: Die Gelenkknorpel nutzen sich ab. Bewegungen werden immer schmerzhafter.

Ein Gelenk funktioniert nur dann ''reibungslos'', wenn die 0,2 bis 0,6 mm dicke Knorpelschicht über den Knochenenden gesund ist. Der Knorpel, ''Stoßdämpfer'' für den gesamten Bewegungsapparat, wird durch die Gelenkflüssigkeit ernährt. Er erhält nur dann ausreichend Nahrung, wenn die Flüssigkeit gleichmäßig im Gelenk verteilt wird. Diese Verteilung der Gelenkflüssigkeit geschieht durch Bewegung. Ein Mangel an Bewegung bedeutet keine ausreichende Nahrung für den Knorpel. Dadurch verschlechtert sich die Gleitfähigkeit im Laufe der Jahre immer mehr, die Bewegungsfähigkeit wird immer stärker eingeschränkt. Die Volksweisheit ''Wer rastet, der rostet'' trifft in aller Deutlichkeit zu.

Arthrosen werden im allgemeinen erst wahrgenommen, wenn die Gelenke steif werden, anfangen zu schmerzen oder sich sogar entzünden.

In solchen Fällen werden Medikamente verschrieben, die die Entzündung hemmen und die Schmerzen lindern. Die Wirkung ist jedoch oft nur von kurzer Dauer: Die Beschwerden stellen sich schnell wieder ein. Langfristig kann Arthrosepatienten nur geholfen werden, wenn die Stoffwechselfunktion im Gelenk verbessert und der Prozeß des Knorpelabbaus gestoppt wird. Homöopathische Präparate wirken hier besonders gut, denn in der Homöopathie ist die Stimulation von Körperfunktionen oberstes Ziel. Dem Körper wird geholfen, sich selbst zu helfen.

Heute muß ein Patient nicht mehr einen Homöopathen aufsuchen, um homöopathisch behandelt zu werden. Die meisten aufgeschlossenen deutschen Ärzte arbeiten mit einer weiterentwickelten homöopathischen Behandlungsmethode. Sie heißt ''Homotoxikologie''. Die hierzu notwendigen Präparate können von jedem Hausarzt oder Facharzt verschrieben werden. Sie werden von den gesetzlichen Krankenkassen voll übernommen. Leider habe ich in dieser Beziehung keine so gute Erfahrungen gemacht, da sich nicht nur die Ärzte nicht aufgeschlossen zeigten, sondern auch die Krankenkassen.
Die in der Homotoxikologie eingesetzten Präparate erzielen bei Arthrose gute Erfolge. Ein ''Mix'' von mehreren Wirkstoffen steigert die Gleitfähigkeit des Knorpels. Homöopathische Kombinationspräparate bewirken ''vor Ort'' eine Stimulans der Selbstheilungskräfte.

Antihomotoxische Therapie bei Rheuma
Der Tennisarm ist die wohl bekannteste Form einer Krankheit, die immer mehr Bundesbürger heimsucht: der Weichteilrheumatismus. Nur wenige wissen, daß diese schmerzhafte und oft chronische Erkrankung wirkungsvoll mit homöopathischen Kombinationspräparaten behandelt werden kann.
In der Bundesrepublik leiden etwa 25 Millionen Menschen an rheumatischen Erkrankungen, also etwa jeder Dritte. Rheuma ist eine Volkskrankheit, die nicht nur vielen Menschen große Schmerzen und Einschränkungen ihrer körperlichen Beweglichkeit bringt, sondern

auch oft zu Krankschreibungen, Arbeitsunfähigkeit und vorzeitiger Rente führt.
So fallen Jahr für Jahr rund 50 Millionen Arbeitstage aufgrund von Rheuma-Erkrankungen aus, die Krankheitskosten belaufen sich auf 30 Milliarden Mark pro Jahr.

Die schlimmste Form des Rheumas ist die chronische Polyarthritis. Sie tritt auf, wenn sich die Gelenke entzünden. Von dieser unheilbaren Form des Rheumas sind jedoch nur sieben Prozent der Rheumakranken - in den meisten Fällen Frauen - betroffen. Die Ursachen sind bisher noch nicht restlos geklärt. Es wird vermutet, daß Vererbung, Störungen des Immunsystems oder auch Streß die Auslöser sind.

Dazu möcht ich persönlich folgendes sagen: Ich beobachte seit meiner Jugend, daß sich Männer schämen und als nicht männlich eingestuft werden, wenn sie an kalten Tagen warme Unterwäsche und lange Unterhosen tragen. Das ist eine falsche Scham, denn ich nehme an, daß dies viel mehr mit den Erkrankungen an Rheuma zu tun hat, als allgemein angenommen. Ich trage ab Oktober bis Mai warme Unterwäsche und leide nicht an Rheuma und habe auch keine Bedenken welche an kalten Tagen im Sommer zu tragen. Mir ist es ganz egal, was andere denken, denn es ist meine Gesundheit, sie ist mein höchstes Gut und es gilt mir, sie zu erhalten solange ich kann.
Bei den Frauen ist es nicht viel anders und ich weiß aus meiner Kindheit, daß meine Mutter und viele andere Frauen auch mitten im Winter in den Garten gingen um Lauch, Feldsalat und ähnliches zu holen. Anstatt sich einen Mantel oder wenigstens eine warme Weste anzuziehen, ging es in Hausschuhen und mit entblößten Armen hinaus in die Kälte und dann wunderten sie sich im Alter, wenn sie Rheuma und andere durch Kälteeinfluß entstandene Krankheiten für den Rest ihres Leben hatten. Auch Herz- und Erkältungserkrankungen können dadurch entstehen. Fast 40 Prozent aller Rheumaerkrankungen sind abnutzungsbedingte Arthrosen.

Etwa jeder zweite Patient, der mit Rheumabeschwerden in die Sprechstunde kommt, leidet unter Weichteilrheuma. Als ''Weichteile'' werden z.B. Sehnen, Bänder und Muskeln bezeichnet. Sie unterstützen die Funktionen der Gelenke und der Wirbelsäule. Weichteilrheumatische Erkrankungen sind in den meisten Fällen nicht entzündlich.
Der Tennisarm ist die wohl populärste Form des Weichteilrheumatismus. Ursache ist eine einseitige Belastung der Sehnenansätze im Bereich des Ellenbogens. Häufiger als bei Tennisspielern tritt diese schmerzhafte Krankheit jedoch bei Sekretärinnen, Hausfrauen, Friseuren und Handwerkern auf (60 Prozent).

Die Beschwerden im Bereich der Gelenke und der Wirbelsäule entstehen häufig über Nacht ''aus heiterem Himmel'' oder direkt nach Überbelastungen.
Hier hilft in vielen Fällen die Verwendung eines homöopathischen Kombinationspräparates, das man entweder in Form einer Salbe einreibt oder das als Injektion vom Arzt direkt in den betroffenen Gelenkbereich gespritzt wird.

Antihomotoxische Therapie bei Herzbeschwerden
Streß, kein Sport, falsche Ernährung - drei Hauptursachen, warum immer mehr Deutsche am Herzen erkranken. Stiche und Schmerzen in der Herzgegend sind erste Warnsignale. Vorsicht ist geboten: Jedes Jahr sterben 90.000 Menschen in Deutschland an Herzerkrankungen und in den USA sind es noch viel mehr.
Was viele noch nicht wissen: Mit homöopathischen Kombinationspräparaten kann das Herz wirkungsvoll gestärkt werden.

Die Angst um das Herz ist groß. Mit nur einer Niere oder mit einer halben Lunge kann der Mensch existieren, ohne Herz nicht.
Trotzdem gehen die meisten Menschen mit ihrem Herz so um, als hätten sie noch ein Ersatzherz. Da wird zuviel geraucht, getrunken, zu fett gegessen, gerade so, als hätte unsere Pumpe nicht schon genug Arbeit: Jede Woche pumpt sie 50 Tonnen Blut durch das über 100.000

Kilometer lange Adernetz. Im Laufe eines 70jährigen Lebens so viel, daß ein Tankschiff mit 180.000 Tonnen gefüllt werden könnte. Das müssen Sie sich erst einmal vorstellen und darüber nachdenken über soviel Leistung.
Wir gehen mit unserem Herzen um wie mit der Natur, erst wenn alles nicht mehr ist, weinen wir um sie, wollen sie retten, aber dann ist es zu spät, wie bei vielem im Leben.

Das Herz ist aber mehr als nur eine Umwälzpumpe, die bei richtiger Lebensweise ein Leben lang einwandfrei funktioniert.
Kein anders Organ reagiert so sensibel auf seelische Belastungen wie das Herz. Deshalb nehme ich auch an, daß es der Sitz der Seele gemeinhin ist. So sind sich Wissenschaftler heute einig, daß Streß und andere seelische Einflüsse eine eben so große Gefahr für das Herz darstellen, wie falsche Ernährung oder Bewegungsmangel.
Um Herzerkrankungen zu vermeiden ist Vorbeugung die beste Medizin. Gesunde Ernährung, Sport und Ruhephasen nach körperlicher und geistiger Arbeit sorgen dafür, daß das Herz im Takt bleibt.

Nur was ist, wenn es aus dem Rhythmus kommt und wenn zum Beispiel Schmerzen in der Herzgegend auftreten? Oft werden in solchen Fällen Medikamente verschrieben, die über Jahre eingenommen werden müssen und Nebenwirkungen hervorrufen.
Immer mehr Patienten und Ärzte suchen daher nach neuen, gut verträglichen Therapieformen. Sehr gute Erfolge bei der Behandlung von Herz-Kreislaufstörungen werden mit homöopathischen Kombinationspräparaten erzielt. Das belegen Studien von niedergelassenen Ärzten an Tausenden von Patienten in Deutschland.

Eine Kombination verschiedener homöopathisch aufbereiteter Wirkstoffe fördert die Regeneration des Herzens und verbessert die Sauerstoffzufuhr. Unserem wichtigsten Organ wird damit die Möglichkeit gegeben, wieder ''gesund'' zu werden und so nicht bis zum Lebensende auf eine regelmäßige Einnahme von Präparaten angewiesen zu sein.

Schwindel - auch hier hilft die antihomotoxische Therapie
Die Ehrenformation der königlichen Leibgarde ist angetreten. Plötzlich passiert es: Wie ein Zinnsoldat kippt ein Wachmann vornüber, bleibt regungslos am Boden liegen. Die Ursache: Schwindel.
Jeder kennt dieses Gefühl nach plötzlichem Aufstehen oder hastige Bewegungen. Schwindel kann mit Hilfe der Homotoxikologie behandelt werden. Das drastische Beispiel des königlichen Leibgardisten veranschaulicht ein Phänomen, das in Deutschland inzwischen jeder zehnte Patient seinem Hausarzt schildert: ein Gefühl von innerem Ungleichgewicht, im Volksmund Schwindel genannt.

Was sind die Ursachen für diese Gleichgewichtsstörungen, die sich zum Beispiel durch Schwindelgefühle nach zu schnellem Aufstehen, allgemeine Schwäche, Ohrgeräusche oder Schwarzwerden-vor-den-Augen bemerkbar machen?
Das Gleichwichtssystem des Menschen wird durch drei Sinne gesteuert: den Gleichgewichtssinn im Innenohr, die Tast- und Fühlkörperchen an den Muskeln im ganzen Körper sowie die Wahrnehmung des Augenpaares. Nur wenn diese drei Sinne richtig zusammenarbeiten, werden die notwendigen Informationen an das Gehirn weitergegeben, so daß es den Körper ins Gleichgewicht bringen kann.
Schwindel entsteht, wenn eines dieser Sinnesorgane erkrankt ist. Oder wenn durch Kreislauf- oder Stoffwechselstörungen dieser Gleichgewichts-Informanten geschwächt ist.

Sauerstoff ist ein wichtiger Treibstoff für das Funktionieren unseres Körpers. Gelangt Sauerstoff zum Beispiel durch zu geringen Blutdruck nicht ausreichend ins Gehirn, kommt es zu Schwindel. Aber auch zu hoher Blutdruck und Gefäßveränderungen können Ursache von Schwindelanfällen sein.

Schwindel kann aber auch durch erhöhten Nikotin-, Koffein- oder Alkoholgenuß entstehen. Durch diese Genußmittel werden die Gleichgewichtsorgane geschwächt und damit in ihrer Funktion eingeschränkt.

Bei leichten Schwindelgefühlen unterstützen gymnastische Übungen die Heilung, denn dadurch werden die Funktionen der Gleichgewichtsorgane regelrecht trainiert. In der ärztlichen Behandlung werden sehr gute Erfolge mit homöopathischen Kombinationspräparaten erzielt. Ein ''Mix'' verschiedener homöopathischer Wirkstoffe bewirkt eine Stabilisierung der Gleichgewichtssinne. Daher werden diese nach homöopathischem Prinzip hergestellten Präparate von immer mehr Ärzten als Basismedikament gegen Schwindel eingesetzt.

Antihomotoxische Therapie bei Erkältungen
Von Medizinern als Banal-Krankheit eingestuft, ist die Erkältung zum Feind Nr. 1 der Volkswirtschaft avanciert: Inzwischen hütet im Schnitt jeder zweite Arbeitsnehmer wegen einer Erkältung für ein paar Tage das Bett, kam nicht zur Arbeit.

Statistisch erkrankt jeder Mensch in unseren Breiten zwei bis dreimal pro Jahr an einer Erkältung. Kinder und alte Menschen sind am häufigsten betroffen. Der Grund für die Zunahme von Erkrankungen der oberen Atemwege, wie Erkältung oder grippale Infekte auch genannt werden, liegt in der immer schwächer werdenden Immunabwehr, verursacht durch falsche Ernährung, Streß und andere Umwelteinflüsse. Warum kommt es vor allem im Herbst und Winter zu einem sprunghaften Anstieg von grippalen Infekten? Viren, die Schnupfen auslösen können, befinden sich praktisch ständig im menschlichen Organismus. Aufgabe der körpereigenen Immunabwehr ist es, diese Viren in Schach zu halten. Erst wenn die Immunabwehr, zum Beispiel durch eine Unterkühlung, geschwächt ist, bricht eine Erkältung aus. Wer sich also nicht warm genug anzieht, schwächt seine Abwehrkräfte, die dann die Erkältungsviren nicht mehr ''im Zaum'' halten können. Ich erwähnte schon im Kapitel Rheuma meine bewährte warme Unterbekleidung und das Aufstellen von Pyramiden in der Wohnung, die meine Frau und mich vor solchen Erkältungskrankheiten bisher immer verschont haben.

Ist die Erkältung erst einmal voll ausgebrochen, wird der Patient durch unangenehme Symptome wie zum Beispiel Halsschmerzen, verstopfte Nase, Hustenreiz gequält. Diese Beschwerden sind Ausdruck einer natürlichen Abwehrreaktion des Körpers gegen Viren und andere Erkältungserreger sowie deren Giftstoffe.
Oft beobachteten Ärzte Patienten, die sich nach einer Erkältung noch immer müde und ''irgendwie unwohl'' fühlten. Der Grund dafür ist in vielen Fällen, daß auch nach der Abtötung der Erreger weiterhin Giftstoffe im Körper bleiben und den Organismus belasten. Sie können als Ursache für das Unwohlsein in Frage kommen.

Die Therapie einer Erkältung oder eines grippalen Infektes sollte darum den Körper unterstützen, selbst mit der Krankheit fertig zu werden. Homöopathische Kombinationspräparate stärken die Abwehrkräfte und regen die Giftabwehrmechanismen an. Sie bieten also Hilfe zur Selbsthilfe.

Abwehrkräfte trainieren statt blockieren - Antihomotoxische Therapie für Kinder
Wenn das Kind erkrankt, sehen die meisten Eltern rot: Starke Medikamente sind dann für den Kleinen gerade gut genug, sollen schnelle Hilfe sorgen. Die Ärzte verschreiben oft starke Arzneimittel, um die Eltern zu beruhigen. Die leiden unter den Krankheitssymptomen nämlich stärker als ihr Sprößling.
Leider gibt es aber immer noch Ärzte, die von sich aus bei einem Kleinkind genau so schnell zu chemischen Arzneimitteln greifen wie bei erwachsenen Patienten. Solche Medikamente können Krankheitssymptome unterdrücken und tragen nicht immer zur Gesundung bei.

Die Folgen solcher Behandlungen können zu einer Schädigung des kindlichen Immunsystems führen. Daher ist vor allem im Kindesalter eine Therapie wichtig, die die Abwehrkräfte stimuliert.
Denn die Funktionstüchtigkeit des Immunsystems ist kein Geschenk der Natur, das der Mensch bei der Geburt mitbekommt. Die Abwehrkräfte

müssen vom Tag der Geburt an geschult und trainiert werden. Infekte und Kinderkrankheiten sind sogar notwendig, um die Widerstandskräfte aufzubauen und zu festigen. Aus diesem Grund sollten Krankheitssymptome bei Infektionskrankheiten möglichst nicht unterdrückt werden.

Beispiel Fieber: Es gibt keine bessere Medizin gegen grippale Infekte, die bei einem Kind bis zu 10 mal jährlich auftreten können, als das Fieber. Es zu unterdrücken ist ein unnötiger Eingriff in einen ''gesunden'' und sinnvollen Selbstheilungsprozeß des Kindes. Bei einem Fieber von 39 Grad funktioniert die Abwehr von krankmachenden Erregern 10 mal schneller als bei Normaltemperatur. Eltern sollten sich daher bei Fieber unter 40 Grad keine Sorgen machen, im Gegenteil: Sie können froh sein, daß die körpereigene Abwehr ihres Kindes funktioniert.

Beispiel Durchfall: Eine ganz normale Körperreaktion. Diese zu unterdrücken würde bedeuten, daß die Erreger nicht oder nicht schnell genug aus dem Körper herausgeleitet werden.

Oft ist durch eine Krankheit die Immunabwehr des noch nicht voll entwickelten Körpers geschwächt oder durch Medikamente bereits herabgesetzt. In solchen Fällen ist es besonders wichtig, die eigenen Abwehrkräfte zu entfachen.

Diese Aktivierung der Abwehrkräfte wird besonders gut mit der Antihomotoxischen Therapie erreicht. Entsprechende homöopathische Kombinationspräparate werden dem Kind wie ein ''normales'' Medikament verabreicht. Der Unterschied besteht darin, daß die Krankheitssymptome des Kindes nicht unterdrückt, sondern die kindlichen Abwehrkräfte stimuliert werden.

Hier ein Gedicht von einem **unbekannten Verfasser**, das gut in mein Buch und zu den Themen paßt.

Wir brauchen Menschen voll Kraft und Mut,
Menschen geläutert in heiliger Glut,
trutzig wie Helden im Kampf und Streit,
still und geduldig in Not und Leid.

Wir brauchen Menschen, wie Bergluft klar,
die bis ins Innerste treu und wahr.
Menschen, in deren Augen das Licht
des offenen Himmels sich strahlend bricht.

Wir brauchen Menschen an Gott gebunden,
die unterm Kreuz sich selbst überwunden.
Sonnenmenschen, die wortlos uns segnen,
in deren Wesen wir Gott begegnen.

Wir brauchen Menschen von großem Lieben,
in tiefster Demut zum Dienst getrieben.
Menschen, die glaubend alles wagen,
betende Menschen von Gott getragen.

Wo sind die Menschen? hör' ich dich fragen.
Nun Seele, laß dir dies sagen:
Nur einer ward vollkommen auf Erden,
und alle anderen sind noch im Werden.

Blick' nicht um dich, sondern in dich hinein,
du sollst selbst einer von denen sein,
die in die Quelle des Lebens tauchen,
ein Mensch zu werden, wie wir ihn brauchen!

Wenn ein Mensch erkrankt, ist er immer in seiner Ganzheit betroffen, in Körper, Geist und Seele. Aber destotrotz kuriert die heutige moderne Medizin - so segensreich auch ihre Errungenschaften in vielen Fällen sind - in erster Linie die äußeren Zeichen einer Krankheit, die Symptome und behandelt eben nur diese Schwächen. Aber mit den typischen Symptomen geben sich viele Erkrankungen nicht zu erkennen und somit werden wiederum nur diese unterdrückt und nicht der ganze Körper erst einmal behandelt, was bedeutend richtiger wäre.
Es muß also nicht das kranke Organ behandelt werden, sondern der ganze Mensch. Man kann mit verschiedenen Mittel und Methoden versuchen, das Blut und die Körpersäfte von den krankmachenden Stoffen zu befreien. Dadurch konnten schon unzählige Patienten von schweren Leiden befreit und und viele Menschenleben gerettet werden, wie aus der überlieferten Literatur unzweifelhaft hervorgeht.
Ein gestörtes innere Gleichgewicht führt unweigerlich zur Krankheit, wußte schon Hippokrates, der ''Vater der Heilkunde''.

Auch war er von der Selbstheilkraft des Organismus überzeugt und er verordnete den Kranken nur eine leichte Diät oder Fastenkost.
In meinen alten Krankenbüchern finde ich immer wieder zahlreiche Beispiele über phantastische Heilungen einzig und allein durch die natürliche Selbsthilfe des Körpers. Es können also viele Krankheiten durch die Ausscheidung von Krankheitsgiften ganz von allein geheilt werden und der Arzt sollte eigentlich nur eingreifen, wenn diese Selbstheilungskräfte nicht genügen. So sind Licht, Sonne, Wasser und Luft hochwirksame Grundfesten der alten Naturheilkunde.

So gehört schon das Niesen zu den natürlichen Volksheilmitteln und ist nicht der Vorbote einer kommenden Erkältung, wie allgemein angenommen. Niesen hilft nicht nur bei Kopfschmerzen, sondern regt die Durchblutung im Kopfbereich an und behebt Verkrampfungen der Blutgefäße, der Muskulatur und entspannt die Nerven. Bei den Bayern ist dies nie in Vergessenheit geraten und viele haben ihren Schnupftabak immer in der Tasche um sich hin und wieder eine Prise zu nehmen.

So sollten altbewährte Methoden des Helfens und Heilens bei Alltagsproblemen und kleinen Schmerzen ohne ärztliche Hilfe von den Menschen selbst angewendet werden. Der Mensch muß wieder lernen, die Signale seines Körpers einigermaßen zu erkennen, nicht überängstlich zu sein und eine Vielzahl der anfallenden Beschwerden zunächst selbst zu lösen und nicht wegen jeder Kleinigkeit einen Arzt zu konsultieren. Vielleicht setzen sich alsbald diesbezüglich meine Vorstellungen durch, einfach deshalb, weil der ''Körper'' eines jeden Menschen nach Gesundheit und Vervollkommnung strebt.

''Es wohnt in uns eine unermeßliche große Kraft. Sobald wir sie bewußt und klug anwenden, verleiht sie uns die Herrschaft über uns selbst. Und sie trägt nicht nur dazu bei, uns oder andere von körperlichen oder seelischen Krankheiten zu befreien, sondern verhilft uns auch zu einem verhältnismäßig glücklichen Leben, wie immer dessen äußere Umständ beschaffen sein mögen.''
Emile Coué

Natürliche Heilweisen in der Medizin
Sanum-Post Nr. 17, 1991

Dr. med. Veronica Carstens, die Vorsitzende des 1983 gegründeten Kreises ''Natur und Medizin'', hielt in der Medizinischen Hochschule Hannover ein mit viel Beifall aufgenommenes Referat, das ich hier in Kurzdarstellung wiedergeben möchte:

Seit einiger Zeit ist zu beobachten, daß sich immer mehr Ärzte in Fortbildungsveranstaltungen dem Thema Naturheilkunde zuwenden. Was ist die Ursache? Wir Ärzte müssen erkennen, daß die moderne Medizin auf verschiedenen Gebieten Hervorragendes leistet, daß sie uns aber bei der Behandlung vieler Beschwerden im Stich läßt. Dazu gehören insbesondere die chronischen Erkrankungen wie Rheuma, Multiple Sklerose, Krebs- und Hautkrankheiten. Zudem bereiten uns die Nebenwirkungen zahlreicher Medikamente große Sorgen. Auch die Patienten reagieren in dieser Hinsicht äußerst sensibel.

Die Erfahrung zeigt, daß eine kombinierte Anwendung von moderner Medizin und Naturheilkunde wesentlich befriedigende Erfolge bringt als der alleinige Einsatz nur einer Therapierichtung. Immer mehr Patienten wünschen sich deshalb Ärzte, die Kenntnisse auf beiden Gebieten haben. Daraus ergibt sich die Notwendigkeit, daß Fach Naturheilkunde in Forschung und Lehre der Universitäten miteinbezogen wird. Zwar ist gerade der erste Lehrstuhl für Naturheilverfahren an der Universität Berlin besetzt worden und werden seit Jahren an verschiedenen Universitäten Ringvorlesungen abgehalten, aber dies reicht bei weitem nicht aus. Leider ist jedoch die Akzeptanz der Hochschulen bezüglich der Naturheilkunde sehr gering. Als Begründung wird immer wieder das Fehlen von wissenschaftlichen Wirksamkeitsnachweisen angegeben.

Um diesem Mangel abzuhelfen und die Brücke zwischen Hochschulmedizin und Naturheilkunde zu bauen, wurde 1983 ''Natur und Medizin" gegründet. Die wichtigsten Forschungsprojekte befassen sich mit dem Gebiet der Homöopathie und der Phytotherapie. Professor Harisch, Tierärztliche Hochschule Hannover, konnte eindeutig die Wirkung homöopathischer Arzneien nachweisen. Im Bereich der Phytotherapie beschäftigt sich Professor Koppenhöfer, Kiel, mit der Heilpflanze *Ruta graveolens*, die sich positiv auf die Multiple-Sklerose-Erkrankung auswirken soll. Professor Neth, Hamburg-Eppendorf, untersucht die Heilpflanze Thuja und deren Wirkung auf das Immunsystem. Wir stehen erst am Anfang einer neuen Epoche der Medizin. Sie verlangt von uns ebenso Toleranz wie nüchternes Urteilsvermögen und die Bereitschaft, auch ganz neue Wege zu gehen.

Soweit die Ausführungen von Dr. med. Veronika Carstens gelegentlich des Symposiums der Medizinischen Hochschule Hannover (MHH). Aktivitäten in der bezeichneten Richtung sind hier aber auch sonst schon zu verzeichnen gewesen. Wie Professor Harisch die Wirkung homöopathischer Arzneimittel bereits zweifelsfrei nachweisen konnte, so fanden für Medizinstudenten der MHH schon seit 10 Jahren Lehrveranstaltungen im Fach Homöopathie statt.
Das Interesse dafür war von Anfang an groß, wobei sich Dr. med. Kurt Hermann Illing, Kassel, große Verdienste als Lehrbeauftragter für diese Veranstaltungen erworben hat.

Ein künstlicher Frontenaufbau zwischen der sogenannten Schulmedizin einerseits und der biologischen Medizin und Erfahrungsheilkunde andererseits muß heutzutage schon schlicht als verantwortungslos angesehen werden. Das gilt besonders im Hinblick auf das durch Krankheiten eher noch anwachsende menschliche Leiden aus ungeklärt mannigfaltigen Ursachen, die sicher keineswegs selten auch umweltbedingt sind. Wenn sich in der Medizin heute viel auf "Wissenschaft" und "Wissenschaftlichkeit" berufen wird, stellt sich die Frage, welche der ungezählten Umweltlasten gehen nicht auf Ergebnisse von Forschung, neuem Wissen und Wissenschaft zurück? Viele der seit Jahren massenhaft eingesetzten Schadprodukte entstanden durch Entdeckungen oder Entwicklungen mit allen ''wissenschaftlichen'' Fähigkeiten und Mitteln. Das gilt mit Sicherheit auch für die gefährlichsten Chemikalien, und trotzdem sieht sich ''die Wissenschaft'' vielfach noch allein auf dem Thron. Es sollte eine Wissenschaft von der Wissenschaft geben.

Nun möchte ich noch auf ein paar ''Sanum''-Präparate hinweisen, die mir bei den verschiedenen Leiden geholfen haben sie erfolgreich zu bekämpfen bzw. zu beseitigen.

Da wäre zum ersten das für mich sehr wichtige *Mucokehl* in seinen Darreichungsformen D5 als Tabletten und Tropfen, D3 als Salbe und als Augentropfen D5.
Ein Arzt schreibt zur Indikation von *Mucokehl*: ''Das Medikament *Mucokehl* ist für die Therapie auch bei schweren Erkrankungen so interessant, daß es lohnt, sich damit eingehender zu beschäftigen.''

Nun, ich hatte in beiden Augen Glaukom mit Augendruckwerten von 23-26 mm Hg, wie der Augenarzt feststellte. Da ich mich schon seit längerem mit der Alternativmedizin, Homöopathie, Pflanzen- und Naturheilkunde beschäftige, forschte ich nach einem entsprechenden Mittel, den zu hohen Augeninnendruck ohne chemische Arzneien zu senken. Bei dieser Suche stieß ich auf die SANUM-Präparate und fand in der entsprechenden Literatur den Hinweis, daß *Mucokehl* Augentropfen D 5 auch bei Glaukom helfen könnten. Ich redete mit meinem Augenarzt, der allerdings - wie sollte es auch anders sein - Bedenken äußerte. Ich bestand auf eine Verschreibung, was er dann, wenn auch widerwillig, tat. Die Augentropfen benutzte ich dann täglich ¼ Jahr lang, um dann zur Drucküberprüfung bei meinem skeptischen Augenarzt vorzusprechen. Wie groß war sein Erstaunen, als er sah, daß mein Intraokular-Druck auf die Werte 19 + 20 mm Hg zurückgegangen war. So habe ich bis heute einen Augeninnendruck von 16-19 mm Hg schwankend, aber keinesfalls mehr pathologisch über 22 mm Hg, dank *Mucokehl* Augentropfen D 5. Es wird aber immer noch von den Augen-

ärzten angezweifelt, daß es *Mucokehl* war, das mir geholfen hat.
Auch bei Thrombosen, Angina pectoris, Apoplexie (Gehirnschlag), Magen-Darm-Gallebeschwerden wurden Heilerfolge mit *Mucokehl* D 5 bestätigt. Mir hat es gut bei meinen damaligen Gallenbeschwerden, verursacht durch Gallensteine, geholfen, nachdem ich *Mucokehl* täglich einnahm. Unerwünschte Nebenwirkungen traten nicht auf.

Auch *Fortakehl* gilt als erprobtes SANUM-Mittel allgemein bei Magen- und Darmstörungen, einschließlich Darmfäulnis und Gärungsdyspepsie (Verdauungsschwäche) und ist kein ''Anti''- Mittel, sondern ein isotherapeutisches Mittel zur Regulation des gestörten Organismus durch Symbioselenkung. Für mich hat sich dieses Therapeutikum in seinen Applikationsformen als D5 Tabletten und Tropfen bei Erkrankungen des Urogenitalsystems einschließlich meiner Prostatabeschwerden immer als wirkungsvoll erwiesen.
Heute habe ich in dieser Hinsicht keinerlei Ungelegenheiten mehr.

Wie wir ja wissen ist die Schulmedizin eine vorwiegend reparative Medizin. Die Naturheilkunde dagegen stimuliert in erster Linie die eigenen körperlichen und geistigen Abwehrkräfte mit sanften, nicht zu sehr eingreifenden Methoden durch die Stärkung des Immunsystems, durch Freisetzen von Energien oder durch Herabsetzung überschießender Reaktionen.

Musik zur Heilung?

Wir streben alle nach dem Gefühl der inneren Zufrieden- und Geborgenheit, jedoch wurden sie weitgehend aus unserem Schicksalsbereich ausgeklammert. Es ist bei unseren alltäglichen Entscheidungen mehr denn je notwendig, auf unsere innere Stimme zu hören und auf die Vernunft des Herzens. Natürlich sind dafür Ruhe und Zeit, Meditation und Erholung notwendig. Die entsprechende Musik kann dabei ein vortreffliches Instrument sein.
Schon in den alten indischen religiösen Schriften, den Veden, wurde geschrieben, daß die gesamte Basis der Schöpfung Klang ist.
Auch die Medizin hat mittlerweile nachgewiesen, daß harmonisierender Klang und Musik bei vielen psychosomatischen Leiden einen Heilungsprozeß auslösen kann. Dadurch wird auch die Genesung bei rein körperlichen Erkrankungen beschleunigt.

Kann Musik auch eine Art Medizin sein? wurde ich schon des öfteren gefragt. Natürlich kann sie das - und dies auch noch ohne schädliche Nebenwirkungen und Gegenanzeigen. Musik stellt die Seele wieder her und tut dem Körper gut. Musik ist ein wirksames hilfreiches Heilvademekum, wohltuend und freudespendend für alle Menschen. Viele wissen bereits wie gut richtige Musik in passenden Momenten auf einen wirken kann. Depressionen können sich schlagartig ändern und in Hochgefühle umschlagen, Niedergeschlagenheit in Vitalität sich umwandeln und einen anderen Menschen aus Ihnen machen. Versuchen müssen Sie es allemal aber selber und Sie werden erstaunt sein über die Veränderung, die Musik bewirken kann. Sie sollten sie annehmen als Ganzes der globalen Ereignisse, der Zustände und der Gegebenheiten zur Lebenswahrnehmung. Eine Welt ohne Musik wäre das trostloseste was man sich nur vorstellen kann.

Was wäre die Meditation ohne die leise Musik im Hintergrund, die in die tiefe der Seele eindringt und uns in höhere Sphären entgleiten läßt. Denken Sie nur an das Flötenkonzert *'Inside the Great Pyramide''* von

Paul Horn, aus der Königskammer der Cheops Pyramide, das den erfahrenen Musiker in der New Age Szene berühmt machte. Diese Flötenkonzerte, die er auch in der Kathedrale in Vilnius in Litauen, im berühmten Taj Mahal in Indien, in China oder Brasilien aufnahm, sind ein Kunstwerk, führen in die höhere Meditation und in ein höheres Selbst. Musikalität in Verbindung mit spirituellem Einfühlungsvermögen geleiten den Hörer in bisher nicht gekannte Höhen des unendlichen Universums und in sein eigenes tiefes unbekanntes Ich.

Nicht nur die hörbaren Frequenzen, die uns erreichen, sondern auch die vielen anderen Schwingungen können disharmonisierend auf uns wirken. Deshalb sollte man die positiven Energien mit Klängen verstärken um die äußere und innere Harmonie wieder herzustellen.

Meine Idee zur heilenden Musik ist immer noch, einmal eine Pyramide zu bauen, in die man sich hineinsetzen kann - eine besondere Art Pyramide. Außen herum würde ich sie mit eingestimmten Saiten bespannen, die man je nachdem in verschiedenen Tönen zum Schwingen bringen kann. Wie man weiß, schwingen unsere Organe, wenn sie gesund sind, auch in einem gesunden Rhythmus. Diese gesunden Schwingungen gilt es nun herauszufinden und auf unsere entsprechenden Organe abzustimmen. Sollte aber eines dieser Organe in uns erkranken, so geben sie einen Mißton von sich und haben dadurch auch eine kranke Schwingungsrate.

Nun habe ich mir gedacht, daß, wenn ich Kranke in diese Pyramide plaziere und die dem Organ entsprechenden Saiten in Schwingung versetzen würde, könnte ich das kranke Organ dazu veranlassen diese gesundende Schwingung aufzunehmen, so daß das Organ in Gleichklang mitschwingt und dadurch wieder gesund funktioniert. Leider fehlt mir bisher das Kapital, um dies alsbald verwirklichen zu können. Sollte ein spendierfreudiger Leser mit mir zusammen den Plan verwirklichen wollen, wäre nicht nur ich, sondern bestimmt auch viele mit dieser Idee zu Heilenden sehr dankbar in dieser heutigen undankbaren

Welt. Es heiß doch immer, es wären keine positiven zu verwirklichenden Ideen mehr vorhanden.

Ist das keine? Wer wagt es mit mir, diese Idee zu verwirklichen?

Heilimpulse

In diesem Kapitel möcht ich Ihnen eine Heilmeditation nahebringen, die Sie von jemanden mit guter Aussprache und Stimme auch auf Band sprechen lassen können und somit immer eine Kassette zum Anhören haben, oder die Sie von mir zu DM 20,00 beziehen können.
Sie soll Ihnen auch dazu dienen, die schlummernden göttlichen Heilkräfte in Ihrem Unterbewußtsein und aus dem Universum zu wecken und in Heilimpulse umzuwandeln zu Ihrer aller Nutzen.

Ich wähle in meiner Heilmeditation nur positive Gedanken und Worte, um ja zu sagen zudem was ist und um Ihnen diese Gedanken einzupflanzen, damit sie das erhalten, was von Anbeginn für Sie bereit stand und schon immer auf Sie wartete. Diese positiven Worte und Gedanken von mir werden auf Sie und in Ihre Vorstellungen übertragen und beginnen in Ihnen ihre heilende Wirkung. Sie werden erleben, wie Sie langsam aber stetig ein anderer, neuer und gesunder Mensch werden, den nichts mehr aus der Ruhe bringen kann, der positiv denkt, handelt, fühlt und somit seinen eigenen Heilprozeß in Gang setzt, zu seinem Nutzen.

Hören Sie sich die Kassette an, wann immer Sie möchten oder benötigen. Sie stellen Ihren Körper und Geist auf meine Resonanzschwingungen ein! Setzen Sie sich bequem hin oder legen Sie sich ausgestreckt auf eine Unterlage oder das Bett. Hören Sie nur auf meine Stimme und stellen Sie sich auf die darin enthaltenen Heilimpulse und Schwingungen ein. Sie werden sie als äußerst wohltuend empfinden, denn diese Schwingungen werden in Ihnen einen Heilungsprozeß in Gang setzen, der durch die dauernde Wiederholung eine Resonanz in Ihrem Körper hervorruft und positiv auf Sie wirkt.

Legen Sie beide Arme, beim Sitzen auf die Oberschenkel, beim Liegen neben den Körper, mit den Handinnenflächen nach außen hin geöffnet. Schließen Sie bitte beide Augen und entspannen Sie den ganzen Körper, indem Sie sich wollig räkeln und strecken, um sich dann auch im Geist entspannt fallen zu lassen.

Sie hören jetzt nur noch die leise Musik und meine Stimme.
Sie sind ganz ruhig, entspannt und vollkommen offen für meine Resonanzschwingungen, die voll in Ihnen wirksam werden. Sie entspannen sich immer mehr und mehr und nehmen meine Worte in sich auf, wie ein Schwamm. Ruhe und Gelassenheit umgibt Sie und breitet sich auch in Ihrem Körper aus. Sie spüren die vollkommene Stille und Erhabenheit in sich. Sie fühlen die Schwingungen, die in meinen Worten enthalten sind und die ich Ihnen hiermit vermittele und an Sie weitergebe, um Ihnen zu helfen.

Ich nehme diese Schwingungen aus dem göttlichen Universum auf, lasse sie in meinem Körper vibrieren, lade sie mit positiven Heilimpulsen auf und gebe sie gezielt an Sie weiter.
Ihr innerer Körper schwingt leicht mit, denn die entstehenden Resonanzen werden Ihre Organe, Ihre Glieder und den ganzen Körper in Gleichklang mit dem Universum setzen, so daß alles wieder gesund funktionieren kann.
Sie spüren nun mit jedem ruhigen Atemzug meine zarten Schwingungen, die von mir auf Sie übergehen und in Ihrem Körper Ruhe, Gelassenheit und Entspannung bewirken und in Ihnen wahre Wunder vollbringen.

Konzentrieren Sie sich nun auf den Körperteil, der Ihnen am meisten zu schaffen macht. Er wird dann ganz besonders von diesen heilenden Schwingen durchdrungen und angeregt wieder gesund zu funktionieren.
Sie fühlen ganz stark diese Heilimpulse und lenken sie auf diese bewußte Stelle Ihres Körpers. Die Kraftströme aus dem göttlichen Heilungsprinzip bewirken, daß alles in Ihnen im Gleichklang schwingt und Ihre Organe oder Körperteile langsam aber steig mit Heilkraft durchflutet werden. Glauben Sie fest an meine Worte und der Erfolg

wird nicht ausbleiben. Sie müssen diese Schwingungen richtig an dem Körperteil oder Organ empfinden, wo sie wirken sollen. Denken Sie dabei immer wieder, ich bin gesund und fühle mich wohl. Ihr Herz schlägt ruhig und gelassen aber kräftig.

Bejahen Sie diese positiven Gefühle und Vibrationen und spüren Sie sie ganz bewußt und deutlich. Ihr Atem geht gleichmäßig und eine wonnige Wärme umgibt Ihren Körper.
Alles in und an Ihnen wird zustimmend beeinflußt und es geht Ihnen in jeder Hinsicht besser und besser. Sie fühlen sich immer wohler, je mehr Sie die Schwingungen meiner Worte in sich spüren. Sie sind ganz ruhig und gelassen und fühlen sich ganz gesund und munter durch diese empfindbaren Resonanzen und Impulse. Erleben Sie immer wieder in jeder Beziehung, was ich Ihnen sage, denn meine Worte sind heilende Wortgedanken. Lassen Sie jetzt die Musik voll auf sich einwirken, denn auch darin sind positive göttliche Motivationen, die heilende Auswirkungen auf Ihren gesamten Körperbereich haben.
Ihr Körper vibriert nun mit jeder Faser im Gleichklang mit dem göttlichen Universum und alles in Ihnen beginnt wieder gesund zu funktionieren.

Hören Sie in sich hinein und spüren Sie in sich: ''ICH BIN GANZ GESUND'', alles in mir ist göttliche gesunde Harmonie. Fühlen Sie es ganz deutlich, damit der Heilungsprozeß in Ihrem gesamten Körper beginnen kann.
Lassen Sie das Gehörte und Gefühlte mit der leisen Musik nun auf sich einwirken, bis Sie das Empfinden haben, ''es ist genug'', dann lassen Sie alles langsam ab- und ausklingen. Sie empfinden, daß Sie sich wohl fühlen, es Ihnen gut geht und eine innere Ruhe beherrscht Ihren gesamten Organismus.

Öffnen Sie nun langsam wieder Ihre Augen, räkeln und strecken Sie sich und denken Sie dabei ''Es geht mir von Tag zu Tag und in jeder

Hinsicht immer besser und besser. Ich bin ganz gesund und munter, es geht mir gut''.

Wiederholen Sie diese Instruktionen immer wieder, so oft Sie es können und wollen, den ganzen Tag. Er wird in Ihnen einen bleibenden Eindruck hinterlassen und Ihr Unterbewußtsein im positiven Sinne beeinflussen, so daß Ihre ganze Lebens- und Denkweise sich zu Ihrem Vorteil verändert auch in gesundheitlicher Hinsicht.

Wenn Sie möchten, schreiben Sie sich Teile aus diesen Suggestionen auf einen Zettel und lesen Sie ihn immer wieder einmal durch und sprechen Sie bei jeder Gelegenheit die Worte leise vor sich hin, so daß dadurch die Heilimpulse in Ihnen noch verstärkt werden.

Sie werden alsbald über die positiven Auswirkungen überrascht sein, denn das Unterbewußtsein nimmt immer alles als WAHR an, was Sie ihm immer wieder einreden.

Hinweise Rezepte und Tips - Folge 4

Schlafstörungen
Viele kennen das: Sie liegen nachts stundenlang wach, quälen sich in den Schlaf, andere wachen morgens auf und sind wie "gerädert", haben das Gefühl, kein Auge geschlossen zu haben. Millionen leiden bei uns unter Schlafstörungen.
Ärzte sind oft ratlos, vor allem, wenn sie keine organischen Ursachen finden können. Wir greifen dann viel zu schnell zur Schlaftablette. Ein großer Fehler, denn bald geht es dann gar nicht mehr ohne Pillen. Dabei gibt es Alternativen aus der Natur, die Wirkung ohne die bekannten Nebenwirkungen zeigen. Einige unserer bekanntesten Heilpflanzen enthalten erstaunlich beruhigende und schlaffördernde Wirkstoffe.
Melisse zum Beispiel. Ein paar Tropfen Melissengeist vor dem Schlafengehen wirken Wunder.
Oder versuchen Sie einmal diesen "Schlaftee": Je 10 Gramm Lavendelblüten, Melissenblätter, Baldrianwurzel und Fenchelkraut mit 5 Gramm Kümmelsamen mischen. Einen Teelöffel davon in eine Tasse geben, mit kochendem Wasser überbrühen und 10 Minuten ziehen lassen. Mit Honig gesüßt vor dem Abendessen trinken.
Hopfen läßt Sie ebenfalls gut einschlafen. Dazu je einen Teelöffel Melissenblätter und Hopfenblüten mischen, mit Liter heißem Wasser übergießen und 15 Minuten ziehen lassen. Danach langsam schluckweise trinken.
Etwas aufwendiger, aber eine wirkungsvolle Methode gegen die Schlaflosigkeit ist eine "Ganzkörperwaschung". Sie fördert die Durchblutung, stabilisiert das vegetative Nervensystem und härtet ab. Tauchen Sie einen Waschhandschuh in kaltes Wasser, wringen Sie ihn nur leicht aus und fahren sie dann damit zuerst über Arme, dann über den Hals, Brust, Bauch und Rücken. Zuletzt dann über die Beine. Beginnen Sie mit dem rechten Bein und massieren Sie langsam über den Fußrücken bis hoch zum Po und wieder abwärts zum Fuß. Ebenso das linke Bein "waschen". Zum Schluß waschen Sie noch die Fußsohlen.

Wichtige dabei ist, daß Sie sich nicht abtrocknen, sondern gleich ankleiden und sich bewegen. Es ist noch besser, wenn Sie zugedeckt 30 Minuten ruhen.
Hier noch ein Tip zum besseren Einschlafen: Atmen Sie im sogenannten Dreier-Rhythmus, das heißt: jeweils 10 Sekunden lang einatmen, Luft anhalten, ausatmen - und in Gedanken die Sekunden mitzählen bis Sie müde werden. Es hilft in den meisten Fällen sehr gut.

Mineralmangel
Vor Jahren wurde in den Medien ganz groß über ''Superbiomin'' berichtet als das Mittel bei Strahlenschäden, Haarausfall, Schwächezustände, Osteoporose, Arthritis, Schwindel, Nervenleiden u. ä. mehr. Es ist ein Mittel, das dort eingesetzt werden soll, wo das Krankheitsbild Mangelzustände an lebenswichtigen Mineralen und Spurenelementen aufweist. Es kommt eben darauf an, welche Minerale zu wenig oder zuviel vorhanden sind und in wieweit der Körper anorganische Minerale verwertet. ''Superbiomin'' können Sie in allen Apotheken erhalten.

Mariendistel
Der Leber machen wir die Arbeit nicht gerade leicht. In der Ernährung zuviel Fett und Eiweiß, Alkohol, Medikamente und Umweltgifte, chemische Spritzmittel in den Gemüsen, Salaten und im Obst, Hormone im Fleisch. Das alles belastet das Entgiftungsorgan auf das schwerste. An einer möglichen Überlastung der Millionen Filterzellen ist das Tükische, daß Schmerzen erst auftreten, wenn das Organ schon schwer geschädigt ist.
Beachten Sie deshalb diesen Tip: Essen Sie möglichst oft Rohkost und achten Sie auf eine fettreduzierte und eiweißarme Kost.
Einmal in der Woche sollten Sie einen alkoholfreien Tag einlegen, oder mindestens 6 Wochen im Jahr ohne Alkohol sein. Machen Sie es wie ich und trinken Sie alkoholfreies Bier, auch wenn es Ihnen nicht so sehr mundet, denn dann kann sich die Leber wieder regenerieren. Sie ist nämlich ein Phänomen, denn innerhalb weniger Wochen ist es ihr

möglich die Zellen zu erneuern. Auch bereits vorhandene Schädigungen können ausgeglichen werden. Um Ihre Leber gesund zu erhalten sollten Sie wenigstens einmal im Jahr die Leberwerte beim Arzt prüfen lassen. Ernähren Sie sich ballaststoffreich und fettarm. Achten Sie auch darauf, den Eiweißkonsum einzuschränken und unterstützen Sie den Regenerierungsprozeß mit dem Extrakt der Mariendistel aus der Apotheke oder Reformhaus. Der aktive Bestandteil Silymarien der Pflanze fördert die Zellneubildung, unterstützt die Leberfunktion und beugt Störungen vor, wie Studien aus den USA und Deutschland belegen.

Franzbranntwein
Schon immer hat der Mensch die heilende Wirkung der Natur genützt. Mediziner und Heilkundige zerrieben Wurzeln, Kräuter und Pflanzen, bildeten Extrakte und setzten sie Salben und Flüssigkeiten bei. Heute gewinnt die Pfanzenkunde immer mehr an Bedeutung. Der Mensch vertraut wieder auf die Hilfe der Natur, obwohl er sie fast schon vernichtet hat.
Franzbranntwein ist ein klassisches Hausmittel und seit mehr als 80 Jahren millionenfach bewährt. Er wird aus feinstem Destillat unter Zusatz ätherischer Öle und wertvoller Kräuter hergestellt.
Der hohe Mentolgehalt entspannt, erfrischt und kühlt zugleich, er belebt das Gewebe und vitalisiert den Organismus.
Ich für meine Person nehme seit vielen Jahren schon den ALPA-Franzbranntwein.
Man kann ihn zum Einreiben bei Muskel- und Gelenkschmerzen, zur Massage, zur ersten Hilfe bei Zerrungen, Prellungen, zur Mund- und Zahnpflege benutzen. Eingenommen wirkt er wohltuend auf den Magen, befreiend auf die Atmungsorgane und vorbeugend bei Infektionskrankheiten. Auf ein Stück Zucker ein paar Tropfen geben und im Mund langsam zergehen lassen, erfrischt Mund und Atem nachhaltig.
ALPA Franzbranntwein ist eine harmonische Lösung hochwertiger ätherischer Öle mit natürlichem Menthol in reinem Weingeist. Ätherische Öle wirken antiseptisch und desinfizierend. Zum wohltuenden Effekt

des Pfefferminzöles kommt der lindernde Einfluß der Arnika, eines Bergkrautes, das seit alters her als Volksarznei bekannt und besonders bei Verstauchungen, Prellungen und Blutergüssen wirksam ist.
Klar: Anhaltende Beschwerden gehören in die Hand des Arztes. Bei den kleinen Unpäßlichkeiten des Alltags aber sind Medikamente oft eine unnötige Belastung für Kreislauf und innere Organe.
Hier hilft Franzbranntwein ohne zu belasten, denn er wird einfach eingerieben. Mit der Heranführung frischen, sauerstoffreichen Blutes aktiviert Franzbranntwein körpereigene Abwehrkräfte und fördert den Heilungsprozeß auf natürliche Weise. Bei Müdigkeit und Erschöpfung und zur Steigerung der Reaktion empfiehlt sich Franzbranntwein. Schon ein paar Tropfen auf Stirn, Schläfen und Nacken erfrischen nachhaltig. Viele Autofahrer haben daher Franzbranntwein immer im Handschuhfach.
Auf Reisen ist er ein hilfreicher Begleiter, macht müde Beine wieder fit, erfrischt und hilft bei Hitze, Föhn und Wetterfühligkeit. In der Ersten Hilfe dient ALPA als Einreibung zur Desinfektion und für kühlende Umschläge bei Schwellungen. Auch als Rasierwasser ist er sehr beliebt. Verdünnt mit Wasser ist es eine beliebte Gurgellösung zur Reinhaltung von Mund und Atem.
Auch der Latschenkiefer-Franzbranntwein beruht auf den klassischen alten Hausmitteln Menthol und Arnika und ist mit natürlichem Latschenkiefernöl aromatisiert. Der hohe Mentholgehalt erfrischt, kühlt und belebt des Gewebe. Latschenkiefer-Franzbranntwein beugt vor, schützt und hilft, ohne zu belasten. Einfach einreiben und schon fühlt man wohltuende Durchblutung.
Als natürliches Mittel füge ich ALPA-Franzbranntwein meinen selbst hergestellten Einreibemittel, ob Comfrey oder Johanniskrautöl, immer bei, schon um des belebenden Effektes willen.

Die Wirksamkeit galvanischer Feinströme in der vorbeugenden Gesundheitspflege und bei chronischen Erkrankungen.

Als Dr. Franz Messmer, der geniale Arzt und Entdecker der magnetischen Heilkraft, die Tochter eines kaiserlichen Hofbeamten in Wien von einer Krankheit geheilt hatte, die bis dahin als unheilbar galt, sagte er: "Magnetismus ist eine Urkraft, die unteilbar ist, die Gestirne gehorchen ihr, die Wolken und das Meer. Diese Kraft bewirkt auch im Menschen etwas ähnliches wie Ebbe und Flut, sie berichtigt die in Unordnung geratenen Ströme des Nervenfluidums und stellt die gestörte Ordnung wieder her."

Das war um 1780 herum. Heute wissen wir längst, daß wir Menschen elektrische Wesen sind, daß von den bioelektrischen Strömen in unserem Körper Krankheit oder Gesundheit abhängen, daß unser Herz elektrisch betätigt, das Gehirn elektrisch gesteuert, Nerven und Muskeln elektrisch dirigiert werden und daß vom Körperstrom der Blutkreislauf abhängig ist. Ohne diese so geheimnisvolle anmutende Kraft könnten wir nicht sehen, nicht denken, Nerven und Muskeln nicht bewegen, nicht gehen, wäre das Leben überhaupt nicht möglich.

Messungen der Körperelektrizität durch Dr. med. Curry zusammen mit Dr. Franz Messmer bei vielen Personen haben bewiesen, daß an den erkrankten Organen, Nerven oder sonstigen Körperteilen, wenig oder gar kein Körperstrom festzustellen war, als aber galvanischer Strom dem Körper in seiner Gesamtheit, (Ganzdurchströmung) zugeführt, oder gezielt auf Stelle des Krankheitsherdes geleitet wurde, hörten zunächst nicht nur die Schmerzen verhältnismäßig schnell auf, sondern auch das Befinden besserte sich bald und es zeigte sich, daß der Stromspiegel erhöht, herabgesetzt oder ausgeglichen wurde. Die Nerven sind die Verteiler der bioelektrischen Lebensenergien, sie sind auch die Grundlage alles Geschehens in Blut und Lymphe. Zur

Gesunderhaltung ist eine ganz bestimmte bioelektrische Spannung erforderlich und zum Gesundwerden muß die abgesunkene Spannung angehoben oder die erhöhte Spannung herabgesetzt werden.

Was liegt also näher, als zur Krankheitsverhütung und erfolgreichen Bekämpfung, besonders chronischer Erkrankungen, dem Organismus aus einem galvanischen Feinstrom-Gerät körpergleiche Ströme zuzuführen!

Da der galvanische Feinstrom beruhigend auf die Empfindlichkeit der sensiblen Nerven einwirkt, beseitigt er auch verhältnismäßig schnelle Schmerzempfindungen, aber nicht nur den Schmerz als Krankheitssymptom, sondern er greift auch zugleich die Ursachen des Schmerzes an. Galvanische Feinströme haben eine bakterizide Eigenschaft, deshalb wurden sie schon vor Jahrzehnten, (Prof. Dr. Ferdinand Sauerbruch) bei schlecht heilenden Operationswunden und bei entzündlichen Vorgängen angewandt.

Da der galvanische Feinstrom beruhigend und entspannend wirkt und ganz besonders die Durchblutung fördert, ist er auch erfolgreich bei neurasthenischen Unruhe- und Depressionszuständen, bei nervösen Herzbeschwerden, nervlich bedingten Beschwerden im Verdauungsapparat mit Blähungen, Druck- und Völlegefühl, bei Kreislauf- und Durchblutungsstörungen. Bei vegetativer Dystonie und Schlaflosigkeit können die Menschen immer sehr bald von Medikamenten unabhängig gemacht werden.

Was für die Funktionserneuerung der Nerven gesagt wurde, gilt auch bei allen Erkrankungen des rheumatischen Formenkreises, weil hier die Verspannungen und Verhärtungen in den Muskeln aufgelockert und beseitigt werden.

Gelenkerkrankungen und Veränderungen der Hals- und Lendenwirbel sowie der Bandscheibe, haben sofern nicht äußere Einwirkungen, wie Prellungen, Stoß, Fallen usw. Beteiligt sind ihre Hauptursachen in der Ablagerung von Stoffwechselkristallen, das ist besonders bei den Arthrosen und der Gicht der Fall. Eine grundlegende Besserung ist hier

nur dadurch möglich, daß die abgelagerten Stoffwechselschlacken, an denen sich bei Belastung die Gelenke und Wirbel reiben, (was den Schmerz auslöst) aufgespalten und bei gleichzeitiger Aktivierung der Ausscheidungsorgane (auch der Haut) über diese ausgeschieden werden. Bei längeren Feinstromanwendungen werden solche Stoffwechselkristalle in auffallend großen Mengen ausgeschieden, man kann das am Urin kontrollieren und auch die am Körper angelegten Elektroden nehmen solchen Stoffwechselkristalle auf, mit einem guten Vergrößerungsglas kann man das ganz gut feststellen.
Natürlich geht das nicht von heute auf morgen, man muß schon Wochen und Monate, je nach der Schwere der Störungen, die Feinstromanwendungen durchführen. Die Feinstrom-Therapie ist, wie alle Naturheilverfahren, die nicht nur vorübergehend Krankheitssymptome abklingen lassen, sondern die Krankheitsursachen zugleich erfassen, eine Langzeit-Therapie.

Runden wir diese Ausführungen durch einen ganz kurzen Auszug aus dem Standardwerk von Hofrat Prof. Dr. Kowarschik *"Physikalische Therapie"* ab.
"...ganz alte Fälle von Arthrose der Kniegelenke, Hüftgelenke oder der Wirbelsäule, die jeder anderen Behandlung Widerstand geleistet haben, sprechen oft in überraschender Weise auf den galvanischen Strom an, so daß selbst bei Abnützungserscheinungen ein gewisses Maß der Beweglichkeit wieder gewonnen wird. Wer die erforderliche Geduld und Ausdauer, die bei einer naturgemäßen physikalischen Therapie immer erforderlich ist, aufbringt, wird auch bei schweren Fällen von Bandscheibenleiden eine sehr wesentliche Besserung erzielen können."

Es ist deshalb für mich um so erfreulicher, Ärzten, Heilpraktikern und vor allen Dingen dem Millionenheer der gesundheitlich angeschlagenen Menschen, den mit Rheuma, Gelenkleiden, Bandscheibenschaden und anderen chronisch gewordenen sogenannten "Zivilisationskrankheiten" behafteten Menschen ein Naturheilverfahren näher zu bringen, das sich in fast 100 Jahren nicht nur hervorragend bewährt hat, sondern eben auch eine ganzheitliche Erfassung ohne Schwierigkeiten bequem zu Haus zuläßt, schrieb C.G. Wegener, Arzt für Naturheilverfahren.

Die Feinstrom-Therapie ist überaus einfach und bequem in der Anwendung, sehr angenehm in der Wirkung und völlig unschädlich. Sie ist immer zur Hand und es entsteht kein Zeitverlust. Eine Gewöhnung ist ausgeschlossen. Mit oft staunenswerter Schnelligkeit wirken die feinsten Ströme
* lösend und ausscheidend auf körperfremde Stoffe und Ablagerungen,
* beruhigend und entspannend auf das erregte Herz, auf Gefäß- und Nervensystem,
* schmerzstillend und entzündungshemmend,
* fördernd auf das gesamte Stoffwechselgeschehen und das Hormonsystem, über eine vermehrte Durchblutung,
* sie bringen einen gesunden, ruhigen Schlaf und neue Lebens- und Daseinsfreude.

Die elektrogalvanischen Ströme entfalten ihre volle Wirksamkeit am besten, wenn sie eine gewisse Zeit regelmäßig in möglichst entspanntem Zustand angewendet werden. Das geschieht am bequemsten zu Hause. Die vielseitigen Wirkungen geben jedem die Möglichkeit, dem Körper die zusätzliche Unterstützung zukommen zu lassen, die heute jeder von uns so notwendig braucht. Die Heilung selbst wird dabei dem Körper überlassen, denn er allein weiß am besten, wo seine Abwehrmaßnahmen einzusetzen haben. Der Strom unterstützt die Heilungstendenz des gesamten Organismus.

Bedeutende Ärzte wie Prof. Sauerbruch, Prof. Erb, Prof. Laquer, Prof. Holzer u.a. haben sich anerkennend über die tiefgreifende Heilwirkung galvanischer Ströme ausgesprochen. Der Entschluß wird Ihnen leicht fallen, denn Sie vertrauen einem altbewährten Verfahren, das durch neue wissenschaftliche Erkenntnisse noch wertvoller geworden ist.

Dr. med. E. Mueller, München, schreibt über
"Gelenkerkrankungen: Vorbeugungsmaßnahmen und Heilwege in der Sicht moderner Forschung"
folgendes:

In unserem Zeitalter werden durch die moderne Medizin fast täglich neue Wundermittel entdeckt und viele, bisher absolut tödlich verlaufende Krankheiten haben durch sie ihre Schrecken verloren. Trotzdem aber wird die allgemeine Volksgesundheit von Jahr zu Jahr schlechter, und nach statistischen Feststellungen ist die Zahl der Halbgesunden heute fast größer als die der Ganzgesunden. Um eine Erklärung für diesen scheinbaren Widerspruch zu finden, müssen wir doch etwas tiefer in die wunderbaren Vorgänge hineinleuchten, die einerseits unsere Leben überhaupt ermöglichen, und die andererseits unsere Gesundheit erhalten. Wir müssen versuchen, einmal die Frage zu beantworten, welche nachweisbaren Kräfte überhaupt unser Leben begleiten und zweitens, was wir überhaupt unter dem Zustand ''Gesundheit'' verstehen.

Nach den modernen biologischen Forschungen (Lakhovsky: *''Geheimnis des Lebens''*) ist es eine wichtige Begleiterscheinung allen Lebens das Vorhandensein von elektrischen Schwingungen, den sogenannten Hertzschen Schwingungskreisen. Die allerkleinsten Bausteine des menschlichen Körpers sind die Körperzellen, und jede dieser Zellen ist ein winzig kleiner Akkumulator. Diese Zellen sind mit einer elektrisch leitenden Flüssigkeit gefüllt, die Hülle dieser Zellen besteht aus einem elektrisch isolierenden Stoff. Wir haben in unserem Körper etwa 40.000 Trillionen Zellen, und in jeder dieser unvorstellbar vielen Zellen gibt es 2 Schwingungsgruppen, die aufeinander abgestimmt sind, die sich gegenseitig unterstützen und so das Leben der Zelle sichern. Die normale Spannung einer gesunden Zelle beträgt nach Messungen von Prof. Dr. Hess (Schweiz) 1/70 - 90.000stel Volt. Das ganze organische Leben, sowohl das menschliche, wie auch das tierische und pflanzliche, die Nahrungsaufnahme, die Atmung, der Stoffwechseltransport durch den Kreislauf, die Verdauung, die Ausscheidung, der Stoffwechsel an sich, jede Sinneswahrnehmung durch Auge, Ohr, Nase, Geschmack und Gefühl, jede Bewegung, all diese unendlich komplizierten Vorgänge, die im Leben erforderlich sind, sind billionenfach ineinandergreifende Elektronenabläufe, gesteuert von außerhalb unseres Bewußtseins liegenden Kräften.

Alle Lebensvorgänge sind also begleitet von einer Kette feinster elektrischer Vorgänge, und jede kleinste Störung irgendwo in diesem wunderbaren System ruft Krankheit hervor. Die schon jahrelang bekannte Tatsache, daß Zufuhr von allerfeinsten Strömen, die den körpereigenen Zellströmen entsprechen, Heilwirkungen von ungeahntem Ausmaß hervorrufen kann, wird dadurch erklärlich. Das Schwingungsgleichgewicht kann durch die verschiedensten Einflüsse gestört werden, nach Beobachtungen von Lakhovsky zum Beispiel auch durch Bazillen, denn jeder fremde, noch so kleine Organismus ruft in einem anderen Organismus eine Störung des elektrischen Schwingungsgleichgewichtes hervor und dadurch Krankheit. Erlahmt andererseits das Schwingungsfeld vorzeitig, wird mehr Kraft verbraucht, als in unseren kleinen Akkumulatoren erzeugt werden kann, so sterben die Zellen ab. Dieser Vorgang ist für das Altern und letztlich für das Sterben des ganzen Organismus mit verantwortlich zu machen. Vom ersten bis zum letzten Atemzug sind diese Ströme nachweisbar, erst mit dem Stillstand des Herzens hört auch der elektrische Stromkreislauf in unserem Körper auf.

Was ist Gesundheit? Der Begriff Gesundheit ist fast noch schwerer zu definieren als der der Krankheit, und auf den verschiedenen Kongresse und Tagungen, in medizinischen und Laienbehandlungen sind immer wieder verschiedene Definitionen gegeben worden. Herr Dr. Med. Pfleiderer/Ulm sagte einmal: Das Wesen der Gesundheit besteht im Gleichgewicht zwischen der Tätigkeit aller Organe, aller Teile des Leibes und aller Kräfte des Geistes und der Seele. Nach Dr. Pfleiderer gehört zu völligen Gesundheit auch die Fähigkeit des Körpers, alles, was von außen eindringt oder eindringen will, entweder in unserem Körper aufgehen zu lassen, es zu assimilieren, also körpereigenen zu machen, oder die Eindringlinge abzuwehren und unschädlich zu machen. Krankheit ist demnach eine Störung dieses Gleichgewichtes und das Wesen der Heilbehandlung besteht nach Pfleiderer darin, durch Anregung der Abwehrkräfte und Stärkung der natürlichen Heilkräfte des Körpers diese Störung wieder zu beseitigen und die innere Harmonie wieder herzustellen. Lakhovsky und Pfleiderer sind unabhängig von einander zu dem gleichen Schluß gekommen, der heute allgemein anerkannt wird, das jede Störung der Körperharmonie, also des Schwingungsgleichgewichtes, unweigerlich zu Krankheit und zu vorzeitigem Altern führt.

Wir wollen heute aber nicht über Krankheiten im allgemeinen sprechen, sondern über ganz spezielle Krankheiten, und zwar über das große Gebiet der Gelenkerkrankungen. Diese wollen wir von einem übergeordneten, allgemeinen Blickwinkel aus betrachten und uns nicht in medizinische Einzelheiten verlieren, die nur den Arzt interessieren. Aber trotzdem kann ich es nicht ganz vermeiden, zum besseren Verständnis einige allgemeine Erklärungen zu geben, und die verschiedenen Arten der Gelenkerkrankungen zu erwähnen.
Gerade die Gelenkerkrankungen gehören zu den Erkrankungen, für die noch keine ''Wundermedizin'' gefunden ist, und die heute ein erschreckendes Ausmaß erreicht haben. Allein in der Bundesrepublik werde heute jährlich 20.000 Menschen vorzeitig zu Invaliden wegen Rheuma und Arthritis. Diese Zahlen sollten uns doch zu denken geben. Es ist verständlich, daß bei dem einzelnen kranken Menschen auch immer wieder die Frage auftaucht:

Woher kommt denn meine Krankheit, warum kann zum Beispiel gerade ich nicht mehr laufen und viel ältere Menschen haben noch keinerlei Beschwerden?''

Diese Frage ist meistens nicht einfach zu beantworten. Bei einer kleinen Gruppe von Gelenkerkrankungen, bei den rheumatischen, läßt sich manchmal eine Ursache, ein sogenannter Herd, feststellen. Dieser Herd kann weit entfernt vom erkrankten Gelenk liegen, ein Herd kann z.B. in den Mandeln oder an den Zähnen, im chronisch entzündeten Blinddarm oder den Unterleibsorganen liegen, er kann in einer kranken Gallenblase oder in kranken Kiefer- oder Stirnhöhlen zu suchen sein, irgendwo im Körper ist das normale Gleichgewicht gestört, und das wirkt sich nun als Krankheit aus. Durch Beeinflussung des Krankheitsherdes kann man in solchen Fällen diese eine Ursache ausschalten, aber das normale harmonische Gleichgewicht ist damit noch nicht wieder hergestellt. Andere Maßnahmen müssen zur Unterstützung herangezogen werden, bis der Körper wieder in Harmonie, das heißt im Schwingungsgleichgewicht ist, denn auch die gefundenen Herde sind ja wieder nur Erscheinungsformen einer Störung der Ganzheit.

Außer den rheumatischen Gelenkerkrankungen gibt es aber auch noch andere Arten von Gelenkerkrankungen, bei denen keine Herde als Krankheitsursache zu finden sind. Wir unterscheiden da zunächst einmal die entzündlichen und die degenerativen Erkrankungen, was in der Laien geläufigen medizinischen Bezeichnung zum Ausdruck kommt: Arthritis und Arthrosis. Außerdem gibt es als dritte große Gruppe noch die Arthropathien, das sind Gelenkerkrankungen auf Grund von Nervenleiden, zu denen z.B. die Rückenmarkschwindsucht, Syringomyelie und andere mehr gehören. Alle diese drei Gruppen unterteilen wir in akute und chronische Fälle, zwischen denen natürlich meistens fließende Übergänge bestehen. Oft beginnt eine Gelenkerkrankung akut, um dann in das chronische Stadium überzugehen, und gerade die degenerativen Gelenkerkrankungen, also die Arthrosen, werden fast immer chronisch. Die Ursachen sind verschieden, meistens allgemeiner Art, und wir können sie nur schwer ändern oder gar ausschalten. Gerade die einseitige oder Überbeanspruchung einiger Gelenke und dadurch der vorzeitige Verbrauch sind meistens beruflich bedingt, und läßt sich kaum ausschalten. Die Arthrosen stehen manchmal im Zusammenhang mit einem Unfall, der unter Umständen sehr lange, oft jahrelang zurückliegen kann, am häufigsten sind sie aber Folgen von Störungen der genetischen Gliederkette.

Über eine vierte Art von Gelenkerkrankungen, die der Gelenkgeschwülste, möchte ich hier nicht sprechen. Sie sind sehr oft bösartiger Natur und gehören möglichst schnell in die Hand des Arztes, am besten wohl in die des Chirurgen. Nur nebenbei möchte ich erwähnen, daß nach modernen biologischen Forschern (Lakhovsky, P. und R. Daudel, O. Schmidt, E.F. Scheller) auch bei der Entstehung der Geschwülste die sogenannte Elektronentheorie eine ausschlaggebende Rolle spielt. Was hier für die Gelenkerkrankung gesagt ist, gilt natürlich auch für die Wirbelsäulenerkrankungen, denn die Wirbelsäule besteht ja aus einer Aneinanderreihung von Wirbelkörpern und Gelenken, verbunden durch die Bandscheiben, deren Erkrankungen und Abnützungen heute eine sehr große Rolle spielen. Alle Gelenk- und Wirbelerkrankungen kön-nen ein einzelnes Gelenk, bzw. einen einzigen Wirbelkörper befallen oder mehrere. Gerade bei den Arthrosen ist es eigentlich immer so, daß am Anfang nur ein einzelnes Gelenk betroffen ist, daß aber dann im Laufe der Zeit noch andere Gelenke folgen. Wenn z.B. bei einer *Arthrosis deformans*, die bei Laien fälschlicherweise auch oft ''Arthritis deformans'' genannt wird, zu Beginn nur das rechte Knie erkrankt war, so folgt im Laufe der Zeit, in Monaten oder Jahren, eigentlich fast immer das andere Knie oder ein oder beide Hüftgelenke nach.

Was nun im einzelnen Fall dazu führt, daß ein Gelenkleiden entsteht, ist meistens nicht festzustellen, ganz gleich, ob es sich um eine Arthritis, um eine Arthrose oder um eine Arthropathie handelt. In jedem einzelnen Krankheitsfall ist es aber immer so, daß irgendwie das Gleichgewicht der Organe gestört ist, wenn man auch im allgemeinen nur selten sagen kann, was nun den letzten Ausschlag gegeben hat. Herr Prof. Dr. Zabel in Berchtesgaden hat einmal den Ausdruck von der ''Ganzheitsmedizin'' geprägt. Er wollte damit einen Gegensatz schaffen zum Überspezalistentum der letzten Jahrzehnte. Prof. Dr. Zabel wollte dadurch zum Ausdruck bringen, daß in gar keinem Krankheitsfall immer nur ein Organ oder nur ein Gelenk oder nur ein Glied des Körpers erkrankt ist, sondern daß im Körper ganz allgemein die Harmonie des Zusammenspiels gestört wurde, daß es dadurch zu einer Krankheit gekommen ist. Es ist ungeheuer wichtig, immer daran zu denken, daß nun auch umgekehrt jedes Krankheitsgeschehen eingreifende Veränderungen im Ablauf unserer Lebensvorgänger hervorruft, die bei einer Heilbehandlung nicht unbeachtet bleiben dürfen. Wir dürfen gerade bei chronischen Krankheiten niemals nur das einzelne erkrankte Organ oder indem hier besonderes interessierenden Fall bur das eine erkrankte Gelenk behandeln, sondern wir müssen immer versuchen, durch allgemeine Maßnahmen die Lebensvorgänge in unserem Körper zu normalisieren, die gestörten elektrischen Schwingungskreise und dadurch die Harmonie zu herzustellen.

Auch ein Wirbelkörper, auch ein Gelenk steht nicht für sich allein im Körper da. Es steht durch Blut-, Lymph- und Nervenweg mit den anderen Organen des Körpers in engster Verbindung. Jedes Gelenk ist abhängig von Störungen in der Blutzusammensetzung (z.B. von Bakterien oder Toxinen im Blut, von Stoffwechselgiften, vom Säurespiegel des Blutes usw.). Jeder Wirbel und jedes Gelenk ist auch abhängig von der Blutdurchströmung (z.B. bei Änderungen bei Arteriosklerose, bei Durchblutungsstörungen, die auf Grund von Hormonstörungen im Körper entstehen können, usw.). Jeder Wirbel und jedes Gelenk ist auch abhängig von einer ganz normalen Nervenfunktion sowohl motorischer wie auch sensibler und vegetativer Art. Auch rein mechanische Veränderungen stören die Funktion der Gelenke und Wirbel, z.B. wirken sich O- oder X-förmige Verbiegungen der Unterschenkel auf Knie- und Hüftgelenke aus. Jedes Gelenk steht auch in wechselseitiger Beziehung zu dem allgemeinen Knochen- und Muskelaufbau. So gibt es Gelenkveränderungen oder Wirbelverschiebungen nach Muskellähmungen durch Kinderlähmung oder Unfall oder Schlaganfall. Auch bei Störungen im Zentralnervensytem, bei Erkrankungen im Rückenmark oder im Gehirn kann es zu Veränderungen und Erkrankungen der Gelenke oder Wirbelsäule kommen.

Für das normale Funktionieren der Gelenke ist es wichtig, daß wir immer an die sogenannte "kinetische Gliederkette" denken, das heißt, daß unendlich viele einzelne Dinge zusammen kommen müssen, um eine normale Gelenkfunktion zu bewirken. Wenn nur ein einziges solches Kettenglied nicht in Ordnung ist, wenn z.b. "nur" die Durchblutung gestört ist, dann kommt die ganze Kette in Unordnung. Ich möchte Ihnen das an einem Beispiel erklären, und da die Arthrosis des Kniegelenkes heute eine so weit verbreitete Krankheit ist, möchte ich diese Erkrankung als Beispiel nehmen. Das Kniegelenk besteht aus den knöchernen und knorpeligen Teilen des Unter- und Oberschenkels und der Kniescheibe. Außerdem aus der Gelenkhaut mit der schleimproduzierenden Schicht, aus den Bändern, den Sehnen und den Muskeln, die die Bewegung ermöglichen. Alles das muß ständig gut von Blut durchströmt werden, es darf keine Stauungen geben, keine Ablagerungen von Säuren (z.B. den feinen Harnsäurekristallen bei Gicht), der elektrische Kreislauf muß in Ordnung sein, es darf auch da nicht zu Ionenstauungen kommen, die Entzündung und Schmerzen hervorrufen. In der Jugend ist der Kreislauf meistens in Ordnung, die knorpeligen Gelenkteile sind gut durchsaftet und daher elastisch, es ist genügend Gelenkflüssigkeit da, die Muskeln sind ebenfalls gut durchblutet, es gibt keine Verkrampfungen und Spannungen, das Gelenk funktioniert reibungslos. Aber beim älterwerdenden Menschen treten dann häufig Kreislaufstörungen auf, es kommt dadurch zu Durchblutungsstörungen, es bilden sich feine und feinste Risse und Spalten in den knorpeligen Gelenkteilen, es wird nicht mehr genügend Gelenkflüssigkeit produziert, das Gelenk trocknet ein, wie man im Volksmund sagt, es knirscht und reibt und kracht, die Knorpel werden immer mehr zerrieben, es gibt Reizungen, Wucherungen am Knorpel- Knochenrandgebiet, die äußerst schmerzhaft sind, die Arthrosis des Kniegelenkes ist da, und bis zur *Arthrosis deformans* ist dann nur noch ein kleiner Schritt.

Abgesehen von Unfällen entsteht eine Gelenk- oder Wirbelsäulenerkrankung nie von heute auf morgen. Das Krankheitsgeschehen als solches bereitet sich monate- oder jahrelang vor, die Beschwerden werden allmählich immer stärker und stärker. Manchmal allerdings kommen die Schmerzen ganz plötzlich, für den Kranken wie ein Blitz aus heiterem Himmel, und er steht diesem Geschehen dann staunend und fassungslos gegenüber. Aber wenn man auch in solchem Fall ein Röntgenbild macht, dann zeigt dieses oft schon weitgehende Zerstörungen des Gelenks und oft findet man fast als Zufallsbefund im Röntgenbild Abnützungserscheinungen oder Krankheitsherde in der Wirbelsäule oder Gelenken, von denen die Menschen noch gar nichts spüren. Die vorher erwähnte kinetische Gliederkette war eben schon lange vorher gestört, zum mindesten in dem Glied der Durchblutung, und ganz allmählich wirkt sich das dann irgendwie aus. Vielleicht hat man schon jahrelang ständig kalte Füße gehabt und sich allmählich daran gewöhnt, vielleicht hat man öfter Wadenkrämpfe gehabt, die aber schon schnell wieder vergangen sind, daß man sie nicht weiter beobachtet hat. Vielleicht ist man schon lange nachts durch einschlafende, pelzige Hände geweckt worden oder vielleicht hat die Schilddrüse, die Eierstöcke, oder eine andere Drüse des Körpers nicht richtig gearbeitet, und dadurch war der Hormonhaushalt gestört. Oder der Darm hat nicht richtig funktioniert, und es kam daher zu Stoffwechselstörungen, zu Ablagerungen und zu Übersäuerungen, und nun, scheinbar ganz plötzlich, hat man ein krankes Gelenk, oder eine kranke Wirbelsäule, und man versteht das gar nicht, weil man die Zusammenhänge nicht gekannt oder auch nicht beachtet hat.

Für die meisten Menschen ist es selbstverständlich, in den äußeren Dingen des täglichen Lebens Ordnung zu halten. Man pflegt selbstverständlich sein Radio und seinen Staubsauger. Wenn das Moped oder das Auto nur einen kleinen Schaden hat, zieht man den Fachmann zu Rate, damit nicht ein größerer Schaden entsteht. Aber den Geschehnissen in ihrem Körper stehen die meisten Menschen mit einer unvorstellbaren Gleichgültigkeit gegenüber. Den kostbarsten Besitz, den sie haben, die Gesundheit, die nehmen sie als selbstverständlich hin und pflegen sie gar nicht. Sie treiben Raubbau mit ihren Kräften und mit ihrer Maschine Herz, der unverantwortlich ist. Aber eines Tages streikt auch diese Maschine, daß Wunderwerk des Körpers funktioniert irgendwie nicht mehr richtig. Die feinste Regulierung aller Lebensvorgänge durch das Nervensystem versagt, oder es versagt der Motor unseres Kreislaufs, unser Herz, oder die chemische Fabrik unserer Leber oder unseres Magens oder des Darmes, oder die Tätigkeit der inneren Drüsen wird gestört, und weil so irgendein Kettenglied der kinetischen Kette versagt, wird die innere Harmonie, das Schwingungsgleichgewicht gestört, und es kommt zur Krankheit, in unserem speziellen Fall zu einer Gelenk- oder Wirbelsäulenerkrankung. Und bei dieser Vernachlässigung des Körpers ist man noch Stolz darauf, daß man so gar nicht wehleidig ist. Das kleine bißchen Bauchweh, das man durch eine chronische Blinddarmentzündung z.B. ab und zu einmal hat, das hält man schon aus, denn man hat doch noch gar keine Zeit dazu, sich nun gleich den Bauch aufschneiden zu lassen. Oder man läßt sich, besonders wenn man noch jung ist, nicht gerne Zähne ziehen, die einem ja nie Schmerzen machen, weil sie schon tot sind. Und trotzdem sind gerade diese toten Zähne so gefährlich, denn die Gifte der Bakterien, die aus unbeachteten Herden an solchen toten Zähnen ins Blut kommen, die stören die elektrischen Schwingungsfelder des Körpers und bringen Krankheit und Not. Aber mit dem Ziehen der Zähne ist ja nicht die tiefere Ursache beseitigt, sie gilt es dann unbedingt anzugehen.

Wenn nun einmal schon organische Veränderungen da sind, wenn bei einer *Arthrosis deformans* das Kniegelenk zerstört ist oder wenn andere Gelenke oder Wirbel erkrankt sind, dann wird es allerhöchste Zeit, etwas grundlegendes für die Gesundheit zu tun. Wir können zerstörte Gelenke nicht mehr heilen, das heißt in unzerstörte, normale Gelenke zurückverwandeln. Dafür ist dann zu spät. Aber wir können auch dann dafür sorgen, daß nicht noch mehr Schaden entsteht - es ist sozusagen fünf Minuten vor zwölf Uhr - es muß schnellstens etwas geschehen, um die innere Harmonie wieder herzustellen. Ausschlaggebend für die normalen Lebensvorgänge unserem Körper ist nicht nur der Blutkreislauf, den ja jedes Kind heute lernt, sondern nach den neuesten Forschungen auch der elektrische Stromkreislauf. Durch Ersatz der verbrauchten Zellenenergie durch Wiederherstellung des normalen Schwingungsgleichgewichtes in unseren Körperzellen, durch Beseitigung von Darmstauungen können wir Beschwerden und Schmerzen immer wieder lindern und erleichtern und bessern, und vor allen Dingen weiteren Schäden vorbeugen. Durch Zufuhr feinster biologischer Ströme können wir dafür sorgen, daß jedes Glied der kinetischen Kette wieder richtig funktioniert, daß das Nervensystem, der Kreislauf, die Durchblutung und alles andere in Ordnung kommt. Immer wieder müssen wir die Schäden reparieren, die durch unser modernes Leben entstehen, wir müssen die Überforderung der Zelle immer wieder ergänzen und ausgleichen, und darauf beruhen die seit langen schon bekannten, bisher aber unerklärlichen Heilerfolge, die gerade bei den chronischen Abnützungserscheinungen durch Zufuhr galvanischer Feinströme erzielt werden.

Schlußgedanken

Einst las ich folgenden Satz der genau dem entspricht, was ich schreibe: "Nichts, auch nicht alle Armeen der Welt, kann eine Idee aufhalten, deren Zeit gekommen ist." (Nothing, not even all the armies in the world, can halt the spread of ideas whose times have come.)
Ich hoffe, doch annehmen zu können, daß wir bald vor großen Umbrüchen stehen, vor allem Umbrüche des Denkens.

Es wird eine unbegrenzte Entwicklung von Forschung und Wissenschaft geben, vor allem aber eine unbegrenzte Entwicklung des Menschen selbst und die Epoche seiner Vergeistigung. Man weiß ja, daß noch 80 - 90% unseres geistigen Potentials brachliegen und wir erst 20% unseres Gehirns geistig nutzen und deshalb stehen uns noch große Missionen bevor. Nutzen wir sie alsbald, bevor es zu spät ist! Auch müssen wir unsere Einstellung zu toten wie lebenden Dingen im Kosmos grundlegend ändern. Kosmische Gesetze, wie zum Beispiel die Energie und Kraft der Gedanken, müssen wir lernen positiv zu nutzen und ein Mißbrauch verhindern. Eine neue Form der Ethik wird unser Zusammenleben neu regeln und neue Impulse geben. Ein Verständnis wird es geben, das keiner Worte mehr bedarf und endlich akzeptiert man auch die Außenseiter, ohne daß sie verfolgt und verdammt werden.

Unser höchstes Gut ist das Leben, das gilt für alles und für jeden. Bedenken Sie, daß es fünf Minuten vor zwölf ist, doch mit klarem Verstand, entschlossenem Willen und kreativer Zusammenarbeit können wir in dieser kurzen Frist noch sehr viel bewirken.

Die Welt hat Höhen und Tiefen, aber nur wir Menschen allein können sie wieder zu Höhen führen, zu den Tiefen haben wir sie ja schon hinbewegt. Denkt darüber nach, meine lieben Leserinnen und Leser!

Wir streben alle nach dem Gefühl innerer Geborgenheit und Zufriedenheit, die leider jedoch aus unserem Erlebnisbereich verdrängt wurden. Deshalb müssen wir bei den alltäglichen Entscheidungen auf unsere innere Stimme, die Stimme des Herzens mehr denn je hören. Nehmen Sie sich Zeit und Ruhe dazu, entspannen und meditieren sie mit schöner Musik und lassen Sie immer das Göttliche mit in sich wirken.

Mensch - Gott

Mensch ist Schatten, Mensch ist Sonne,
Mensch ist Dorn zugleich und Rose. -
Mensch ist schmerzhaft, und voll Wonne,
im Charakter fest und lose. -
Mensch ist Erde, Mensch ist Himmel!
Mensch ist ein duales Wesen,
Mensch lebt frei und im Gewimmel,
ward zu Höhrem auserlesen.

Gott liebt Menschen aller Farben,
Gott erhöret alle Sprachen,
Gott verzeiht die vielen Narben,
die im Hader wir uns stachen.
Gott steht über Religionen,
Gott sieht nur den Menschen drinnen,
Gott will in den Herzen wohnen,
und er wartet auf's Besinnen!

Dieses eindrucksvolle Gedicht schrieb ein lieber Freund: **Kurt Seyfert**, und er möchte uns damit sagen, daß in jedem liebenden Herzen diese Zeilen vorhanden sind. Daß durch Sehnsucht zur Harmonie der Sympathie-Funke von Mensch zu Mensch überspringt, sowohl im positiven, wie manchmal auch im negativen Sinne. Denn letzteres drängt früher oder später immer zum Bruch oder mündet in ein willenloses Martyrium der Trostlosigkeit und Einsamkeit.

Als Hauptgedanke sollen uns immer diese Worte begleiten: ''Ich möchte, daß nichts als der positive Gedanke an den Einklang mit dem kosmischen Universalgenie GOTT in meinem Herzen und der Seele Einzug finden möchte, auf immer und ewig''. Auf daß ich und die übrige Welt Frieden findet. ''Frieden auf Erden und den Menschen ein Wohlgefallen''.

Als Nachwort möchte ich Ihnen noch ein Schmankerl anbieten von *Klaus Hoseur*, das ich im Januarheft 1994 von *''Esoterik und Wissenschaft''* der ''OMNIA ARCANA'' gefunden habe und der sich als Abschluß sehr gut eignet.

Die Aufmerksamkeit
Die Aufmerksamkeit möchte ich Ihnen beschreiben. Dabei geht es darum, wie wichtig diese für jeden von uns ist, und wie sie uns hilft. Wenn wir still meditieren, so hören wir die Aufmerksamkeit aus unserem Bewußtsein durch den schöpferischen Geist, der in uns ist. Wenn ich so sagen darf, daß dieser Geist in uns wohnt, so auch unsere Seele. Und aus dem Geist kommt die Aufmerksamkeit.

Das wurde uns allen von oben gegeben, so auch die kraftvolle, kosmische Energie, die mit dem Atem kommt. Das können wir fühlen. So sind wir in der Lage, auch mit dem Geist alles wahrzunehmen. Dadurch werden wir auch alles erkennen. Es ist die Sensibilität, mit der wir alles entdecken können. Wenn wir die Aufmerksamkeit beherrschen, so beherrschen wir uns auch selbst.

Im äußeren Sinne werden wir von den Einflüssen der Welt und von den Verschiedenartigkeiten, die überall sind, verwirrt und demzufolge wird nicht mehr aufgepaßt. Und der Streß mit vielem Wollen, bringt uns keine Aufmerksamkeit. So richten wir unsere Aufmerksamkeit von uns fort, ganz weg. Damit achten wir nicht mehr auf unser Selbst.

Da haben Sie nun einiges gelesen über die Aufmerksamkeit, im geistigen Sinne aus meinen Gedanken, wie Sie Ihre Gedanken in Ihre Kontrolle bekommen und vereinigen können. Mit mehreren Gedanken sollen wir nicht denken. Ich hoffe, Sie verstehen die Aufmerksamkeit, die aus Ihrem Geist kommt.

Ich möchte Sie daran erinnern, daß Sie Ihre Aufmerksamkeit auch auf den Atem lenken können. Dabei können wir alle auch am leichtesten mit unserer Entspannung beginnen, was mit unserer stillen Meditation zu tun hat. So werden wir allmählich den bewegenden, ruhigen Atem in uns wahrnehmen. Und unsere Bauchdecke bewegt sich ruhig auf und ab, mit der Ein- und Ausatmung. Das haben wir auch mit unseren Händen gefühlt, bei der Entspannung.

An bestimmten Stellen unseres Körpers, an unseren Gelenken, an Armen, an Beinen, am Hals, oder wo es auch sonst sein mag, spüren wir mitunter Verspannungen oder sogar Schmerzen. Das nehmen wir oft erst mit der Entspannung war. Dann lenken wir die Aufmerksamkeit auf unseren Atem und schicken ihn gezielt an die verspannten, schmerzvollen Stellen unseres Leibes. Wir atmen bewußt aus. Dabei lassen wir unsere Schmerzen, unsere Verspannung los.

Bei der Einatmung kommt dann die Heilung mit der Urkraft. Es ist die heilende Energie. Sie fließt innerlich dahin, wohin wir sie lenken, nämlich an die Stellen unseres Körpers, wo die Verspannungen und die Schmerzen gewesen sind.
Dazu ist folgendes zu tun: Die regelmäßige Wiederholung dieser Übungen mit der ruhigen, stillen Entspannung. Das nimmt nicht nur unsere Krankheiten und unsere Verspannungen weg, sondern das stärkt auch unseren positiven Aufbau des Lebens. So erkennen wir, was

es mit unserer Aufmerksamkeit auf sich hat, daß sie bis zur Heilung führt, was uns fröhlich macht. Es ist das innere, geistige Licht, womit wir weitersehen, daß die Aufmerksamkeit mit der Sensibilität und der Wahrnehmung miteinander verbunden sind, so auch für uns selbst im geistigen, seelischen Sinne im Leben.

"Wahre Menschlichkeit ist köstlicher
als alle Schönheit der Erde.
Das schönste Glück des denkenden Menschen ist
das Erforschliche erforscht zu haben und das
Unerforschliche ruhig zu verehren".
Johann Wolfgang von Goethe

Mitteilungen des Vereins zur Förderung gesunden Lebens e. V.

RAY-TRAP - Ihrer Gesundheit zuliebe!

Sitzen Sie zeitweise oder sogar den ganzen Tag vor einem strahlenden Bildschirm? Dann sollten Sie sich RAY-TRAP, die Strahlenbremse anschaffen. Es lohnt sich!
Sie werden dann viel weniger belastet und es geht Ihnen gut. RAY-TRAP wurde in den U S A mit Nr. 4364095 schon vor Jahren zum Patent angemeldet und mit großen Erfolgen eingesetzt.
Nun ist RAY-TRAP durch mich auch in Europa zu haben. Bei Bedarf wenden Sie sich an den Verfasser.
Bei RAY-TRAP handelt es sich um ein Entstörgerät für Bildschirme aller Art wie Fernseher, Computer- oder Radarbildschirme, Laborsichtgeräte, Mikroverfilmungsbetrachter, Oszilloskope und sonstige strahlenden Bildschirme.
Auch wenn unsere Wissenschaftler nicht zugeben möchten, daß diese Geräte alle Strahlungen verschiedener Art abgeben, so gehen wir mit Ihren Ansichten nicht konform, denn fast jeder Mensch der sich heute mit der modernen Technik umgibt weiß, daß Bildschirme Strahlungen wie Anionen-, Röntgen- Gammastrahlungen und ähnliche mehr nach dem Einschalten abgeben und so den davor sitzenden Menschen belasten.
RAY-TRAP vermeidet eine Entladung der Bildröhre zum Betrachter hin mit Hilfe der eingelegten Scheibe, die mit einer Spezialmasse beschichtet ist und so eine Langzeitwirkung erzielt.
Nach Anbringen von RAY-TRAP wird das Biostromverhalten des Betrachters zum positiven hin verändert, denn schon ab 4 cm vom Austritt der Strahlung aus der Frontseite des Bildschirmes wirkt RAY-TRAP.

Meßbar ist dies mit einem Micro-Amperemeter und mit einem sehr guten Müller-Geigerzähler.

Die Messung kann mit dem Microamperemeter folgendermaßen erfolgen: Auf dem Fußrücken werden Saugelektroden befestigt. Das Gerät wird auf 1 Mikroampere eingestellt und von einer Einstellung 100 ausgegangen. Der Ausschlag des am Bildschirm sitzenden Menschen muß dann 70 sein. Nach ca. 20 Minuten muß der Ausschlag auf Null stehen und somit ist auch keine Strahlungsaufnahme mehr vorhanden. In den USA wurde das Patent nur erteilt durch den Nachweis von vielen Faktoren und Meßergebnissen, die nur durch teure Geräte erfolgen konnten. Auch der Nachweis in einer Nebelkammer. Leider stehen uns diese Geräte in Deutschland nicht zur Verfügung, aber die aufgezeichneten Kurven können von uns zur Nachprüfung vorgelegt werden.

Es kann aber daraus geschlossen werden, daß RAY-TRAP ein durchaus wirksames Gerät ist, das eigentlich an keinem strahlenden Bildschirm mehr fehlen sollte, schon Ihrer Gesundheit zuliebe.

Ihr BIORHYTHMOGRAMM - eine neue Lebenshilfe für jedermann!

Es ist das Verdienst des Arztes Dr. Wilhelm Fließ, das Auf und Ab unserer Lebenskräfte als zwei periodische, sich stets im gleichen Rhythmus wiederholende Vorgänge erkannt zu haben.

Der körperliche Zyklus hat eine Periode von 23 Tagen; er bestimmt die nach außen gerichtete Lebensvorgänge, die körperlichen Aktivitäten.
K- Hochtage: Gesteigerte Vitalität, körperliche Leistungsfähigkeit, Gefahr der Überanstrengung.

K- Wechseltage: Erhöhte Anfälligkeit gegen gesundheitliche Störungen, Gefahr von Fehlhandlungen.

K- Tieftage: Rasche Ermüdbarkeit und verminderte Leistungsfähigkeit, Zeit wirksamer körperlicher Erholung.

Der seelische Zyklus gibt die Gefühls- und Gemütslage wieder, er folgt einer Periode von 28 Tagen.
S- Hochtage: Positive Gemütslage und gehobene Stimmung, gutes Einfühlungsvermögen, Gefahr der Selbstüberschätzung.

S- Wechseltage: Seelische Verkrampfung und Gefühlskonflikte sind möglich. Gefahr von Reizhandlungen.

S- Tieftage : Unsichere Gemütslage und gedrückte Stimmung, Neigung zu einer gefühlsbetonten Handlungsweise.

Der geistige Zyklus zeigt den schöpferischen Geist, mit einer Periode von 33 Tagen.
G- Hochtage: Schöpferische Leistungsfähigkeit und zuverlässige Konzentrationsfähigkeit, Gefahr voreiliger Entscheidungen.

G- Wechseltage: Konzentrationsfehler, mangelnde Geistesgegenwart, Gefahr von Fehlentscheidungen.

G- Tieftage: Verringertes Interesse, langsame Reaktionsfähigkeit, mangelnde Entscheidungsfreude.

DIESE DREI BIORHYTHMEN BEGINNEN MIT DEM AUGENBLICK DER GEBURT UND LAUFEN DURCH DAS GANZE LEBEN NACH DEN PERIODISCHEN GESETZEN AB.

Die Aussagen des Biorhythmogramms können durch mehrere Umstände, beispielsweise, durch das Wetter, durch Alkoholgenuß usw. mehr oder weniger verstärkt oder abgeschwächt werden. Als "kritisch" gelten gemäß des primären Ablaufs in erster Linie die Wechseltage Tief-Hoch (periodische Tage), gefolgt von den Wechseltagen Hoch-Tief (halbperiodische Tage), besonders dann, wenn die Wechseltage zweier Zyklen zusammenfallen, der dritte Zyklus im Tief steht oder das sekundäre Biorhythmus-Programm eine gleichartige Aussage liefert.

BIORHYTHMUS: 3 Monate DM 10.00, 6 Monate DM 20.00 und 12 Monate DM 30.00, in ausgedruckten Kurven einschließlich Horoskop. Bitte senden Sie uns: Ihr Geburtsdatum, Geburtsort- und zeit, den Betrag als Scheck oder bar im eingeschriebenen Brief. Lieferung erfolgt umgehend durch den Verein zur Förderung gesunden Lebens e.V. 56472 Dreisbach.

LEBENSBERATUNG
durch die Abteilung "Neue Hoffnung"

Ab sofort können Sie Rat und Hilfe in allen Lebensfragen durch "Neue Hoffnung" erfahren.
Wenden Sie sich bei allen Problemen des täglichen Lebens, vertrauensvoll an "Neue Hoffnung".

Es werden sich Fachleute bemühen, Ihnen bei allen Lebensproblemen beizustehen und mithelfen an ihrer Beseitigung.
Schütten Sie uns Ihr Herz aus, denn geteiltes Leid ist halbes Leid.

Eine Beratung kostet nur DM 50,00, die Sie bitte beilegen möchten, bar oder Scheck.

Sie können anrufen, Ihre Probleme schriftlich mitteilen, oder was am besten ist und für Sie auch sehr angenehm: sprechen Sie das was Sie bedrückt auf die eine Seite einer Kassette.

Wir teilen Ihnen die Antworten oder auch Ratschläge auf der anderen Seite umgehend mit, so daß Sie die Kassette immer wieder anhören und danach handeln können zu Ihrem Nutzen.

Sagen Sie was sie bedrückt und wir stehen Ihnen mit Rat und Tat zur Seite auch bei heiklen Themen, natürlich völlig diskret.

Fast die ganze Welt besteht heute aus Problemen die wir angehen und zusammen lösen wollen, zusammen mit den zuständigen Mitgliedern unserer
Unterabteilung "Neue Hoffnung"
des Verein zur Förderung gesunden Lebens e.V.
Vor dem Dickenhahn 19
D-56472 Dreisbach/Ww.
Telefon/Fax: 02661/8214 von 14-15 Uhr

Verein zur Förderung gesunden Lebens e.V., D-56472 Dreisbach

Warum ''Verein zur Förderung gesunden Lebens'' ?
Immer mehr Menschen sind und werden krank, obwohl wir heute neue medizinische Erfolge verbuchen können. Viele Krankheiten nehmen von Jahr zu Jahr zu, erfahren meist aber keine ausgiebige oder endgültige Heilung. Deshalb müssen wir wieder zu einer vernünftigen und natürlichen Lebensweise zurückfinden, damit sich unser krankhaftes Dasein und unsere Welt wieder zum Positiven hin verändern kann. Dies hat sich unser Verein zur Berufung gemacht und hoffentlich Sie auch. Werden Sie deshalb bei uns Mitglied!

Sie finden in dieser Gesundheitsorganisation eine Einrichtung, die jedem Ratsuchenden in allen Sparten zu helfen versucht!

Wir sind bemüht, Maßnahmen zu treffen, um die Gesundheit zu erhalten und nicht Krankheiten zu züchten.

Durch Schulungen versuchen wir, Berater in allen Fächern der Volksheilkunde weiterzubilden.
Durch Errichtung von Heilpflanzen- Lehr- und Schaugärten wird auch den Schulen die Möglichkeit geboten, den Kindern dort schon ein volksheilkundliches Grundwissen zu vermitteln.
Durch die Errichtung einer biologischen Fern-Fachschule ist den interessierten Landwirten, Gärtnern, Hobbygärtnern u.ä. die Möglichkeit geboten, sich auf eine giftfreie, biologische Bodenbearbeitung und Tierhaltung einzustellen. Die biologische Nahrung aus giftfreien Böden sollte uns als Medizin gelten.

Durch die biologische Architektur ist es möglich, ein gesundes störungsfreies Haus oder eine gesunde Wohnung zu beziehen.

Wie die Forschung es bestätigt, ist unsere Gesundheit auch von der Einwirkung geopathogener (krankmachender) Bodeneinflüsse (Strahlen) abhängig, daher ist es auch unser Bestreben, hier mit Rat und Tat zu helfen.

Der Aufruf der WHO (Weltgesundheitsorganisation) hat uns neuerlich Kraft und Mut vermittelt, wonach im Europäischen Raum den Naturheilkundigen *mehr Augenmerk* geschenkt werden muß. Gerade der Naturheilkundige (so WHO) versteht es, die heute so stark auftretenden, meist durch den Menschen selbst verursachten, psychologischen Störungen aus der Welt zu schaffen und damit dem Arzt zu assistieren. Auf diese Art kann Hand in Hand mit der Schulmedizin der stets steigende Krankenkassen- und Krankenhaus-Kosten-Explosion Einhalt geboten werden und damit wird auch der laufende Steuerschraubendruck vermindert.

Jeder Bürger kommt somit in den Genuß einer alternativen Gesundheitsorganisation im V.F.L. Gutes bricht sich immer Bahn!
Versuche, Exponenten einer tragenden Idee zur Erhaltung der Volksgesundheit zu isolieren, scheitern letztlich, ebenso wie Boykott!
Darum werden Sie Mitglied - schon Ihrer Gesundheit zuliebe!

Verein zur Förderung gesunden Lebens e.V., Geschäftsstelle Dreisbach
Vor dem Dickenhahn 19
D- 56472 Dreisbach /Ww.
Telefon: 02661/8214 von 14 - 16 Uhr

''Heute müssen wir uns sogar eingestehen, daß wir am Ende unserer Bemühungen größeren und tieferen Rätseln gegenüber stehen, als am Anfang''.
So mancher strotzt vor Wissensdrang und möcht' die Welt ergründen; doch die Bequemheit - lebenslang, läßt sein Interesse schwinden.
Oskar Stock

Mit diesen Worten möchte ich diesen zweiten Band von "Gesund und munter auf die Hundert" beenden, der, wie ich hoffe, Ihnen viel Wissenswertes auf dem Sektor der alternativen Heilmethoden aufgezeigt hat, und ich hoffe auch, daß bei Ihnen nicht wie oben geschrieben, das Interesse daran schwindet und daß Sie das Buch immer wieder zu Ihrem Nutzen in die Hand nehmen und vieles darin auch befolgen. Ich habe die Erfahrung gemacht, daß kranke Menschen angeblich alles tun wollen, was ihnen hilft gesund zu werden, aber nur wenige wollen es tun, wenn sie merken, was alles damit verbunden ist.

> ''Für jede Aufgabe, die uns das Leben stellt,
> gibt es eine L Ö S U N G !''

Nun sind wir am Ende von Band 2 von "Gesund und munter auf die Hundert!" angelangt. Wenn Sie aus irgendeinem Grund diesen Band 2 zuerst gelesen haben und Band 1 noch nicht kennen, dann ist das überhaupt kein Problem; Sie können Band 1 ohne weiteres auch nach Band 2 lesen.

Band 1 ist ebenfalls im ***VERLAG STEPHANIE NAGLSCHMID***, Rotebühlstr. 87A, 70178 Stuttgart (Tel. 0711/626878, Fax 0711/612323) erschienen. Wenn Sie Ihrem Buchhändler noch die Internationale Standard-Buchnummer (ISBN) geben, kann er Ihnen Band 1 ganz schnell besorgen.

Die ISBN von Band 1 lautet: 3-927913-37-5

Falls es wider Erwarten Probleme gibt, wenden Sie sich direkt an den VERLAG STEPHANIE NAGLSCHMID (Adresse/Telefon/Fax siehe oben).

Bis bald also!

Quellennachweise:

Rudi Ph. Weilmünster
56472 Dreisbach/Ww.

Hermann Becker
35037 Marburg/Lahn
Zeichnung Bd. 1, S. 219

Sanum-Post
Sanum-Kehlbeck, 27316 Hoya

Heel Arzneimittel
76532 Baden-Baden

ISO Arzneimittel
76275 Ettlingen

Deutsche Homöopathische Union (DHU)
76227 Karlsruhe

Steierl-Pharma
82207 Herrsching

Forschungs- u. Förderungsgesellschaft Dr. Pohlmann
Königsteiner Quelle Haderheck,
61454 Königstein/Ts.

FM Franz. Minealquellen GmbH
Volvic
65197 Wiesbaden

Ivan J. Ghyssaert
CH-1605 Chexbres

Naturwaren Dr. Peter Theiss
"Gesünder leben mit Heilpflanzen"
66424 Homburg

Gregor Wilz
Dipl. Oecotrophologe
Die vegetarische Rohkost
Heilnahrung für Körper, Seele und Geist
Die neue Dimension in der Ernährung
Eure Nahrungsmittel sollen Eure Heilmittel sein
Verlag Ernährung und Bewußtsein
79731 Göhrwil

Reiner Schmid
"Weizengrassaft"
Verlag Ernährung und Bewußtsein
79731 Göhrwil

Pflanzenwelt Scherneck
36369 Lautertal

Akupunkt-Massage nach Penzel e.V.
37619 Heyen

Vivivit Dr. Mann Pharma
13578 Berlin

MUCOS Pharma GmbH & Co
82538 Geretsried

Werk-Verlag Dr. Edmund Banaschewski
München-Gräfeling

Heilpraktiker Horst Schönbein
64342 Seeheim-Jugenheim,

Heilpraktiker Peter Königs
Synergie System,
60320 Frankfurt/Main

Heilpraktiker Heinz Schiegel
Nürnberger Str. 71
90762 Fürth

Dr. med. Jürgen Schürholz
Filderklinik
70794 Filderstadt

ALPA-Werk
Rudolf H. Blümel
93413 Cham/Bay.

Internationale Beres-Gesellschaft e.V.
Postf. 80 04 02, 81204 München;
Hügelgasse17, A-2540 Bad Vöslau

Rosenapotheke
Haßlocher Str. 34
65428 Rüsselsheim

Stadt-Apotheke
Apotheker Fehringer
76437 Rastatt

See-Apotheke
Bernd Waßner
68775 Ketsch

Stern-Apotheke
Dr. med. R. Welte
73312 Gesislingen/Steige

"Bunte",
"Bild + Funk"
   Burda
   77649 Offenburg,

"Magazin mit Herz"
   Dr. Elfi Wenzel-Boedecker
   A-1082 Wien

Wissen und Leben Versand
   Mehr Wissen Buch-Dienst
   40231 Düsseldorf,

"Bio Spezial"
   Ritter-Verlag
   82327 Tutzing

"Wege und Visionen"
   bg Medienservice
   79737 Herrisdchried

"Natürlich"
   Zeitschrift für Mensch und Umwelt
   80333 München

"Fortschritt für alle"
   Schriftenreihe für Mitglieder der "Mündigen Bürger"
   90537 Feucht

"Leben in universeller Schau"
   Broschüre

Dr. med. M.O. Brucker/Ilse Gutjahr
   Buch: *"Cholesterin der lebensnotwendige Stoff"*
   emu-Verlag

Johannes Walter Akademie
für Gesundheit und Volksbildung
84048 Mainburg

Paracelsus Brief 1/94
Internationale Paracelsus-Liga e.V.
90762 Fürth

Bundesfachverband der Arzneimittel-Hersteller e.V.
Bonn

Dr. Gerald Epstein
Buch *"Gesund durch die Kraft der Vorstellung"*
Kösel-Verlag,

Ana Bergasa
Buch *"Kampf der Arthrose - ihre biochemische Behandlung"*
Mirapuri Verlag, 82152 Planegg

Dr. Wegener Feinstrom, Anneliese Oldhaber
55566 Meddersheim

Verein zur Föderung gesunden Lebens e.V.
D-56472 Dreisbach

NORIMED-Strahlenforschung
Nürnberger Str. 71
90762 Fürth
Tel. 0911/785514

Weiterführende Literatur
Dr. F.A. Popp: *"Neue Horizonte"*, Haug Verlag, 69121 Heidelberg
Dr. G.C. Brucker: *"Die Rohkosttherapie"*, Heyne-Verlag, München
W. Kollath: *"Die Ordnung unserer Nahrung"*, Haug Verlag, 69121 Heidelberg

Rudi Ph. Weilmünster
PRAXIS DER PYRAMIDENENERGIE
6. Auflage · ISBN 3-927913-90-1

Schon im Altertum zählte die Cheopspyramide zu den Sieben Weltwudern der Menschheit. Welche Geheimnisse verbergen sich hinter ihrer Größe, ihrer Form, ihrem Inhalt? Noch immer rätseln die Menschen daran herum, sind aber bis heute zu keinem greifbaren Ergebnis gekommen. Alles an diesem Bauwerk ist mysteriös: sein Alter, seine Erbauer, seine Konstruktion, sein Zweck.

Der Autor vertritt die Hypothese, daß die große Pyramide von Gizeh auch ein Sammelpunkt von Energien aus dem Universum ist und daß von ihr aus eine Verbindung dorthin möglich ist.

Neben theoretischen Erörterungen findet der Leser in diesem Buch eine Fülle von praktischen Anwendungsmöglichkeiten der Pyramidenenergie.

Rudi Ph. Weilmünster
MIT PENDEL UND WÜNSCHELRUTE DIE WELT ANDERS SEHEN UND FÜHLEN
ISBN 3-927913-54-5

Dieses Buch führt durch alle Bereiche der Radiästhesie und vermittelt dem Leser ein wenig aus dem reichen Wissen des Autors.

Wer sich einmal mit Pendeln und Wünschelrutengehen befaßt hat, wird nie mehr mit blinden Augen und abgeschaltetem Gehör durch die Natur gehen, sondern ein aufmerksamer Beobachter sein.

Es kann vorkommen, daß diejenigen, die sich ernsthaft mit dieser Materie beschäftigen, belächelt werden; das sollte jedoch niemand daran hindern, seine eigenen Erfahrungen auf diesem Gebiet zu machen.

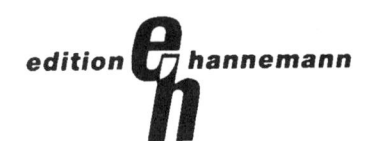

edition hannemann

VERLAG STEPHANIE NAGLSCHMID
ROTEBÜHLSTR. 87A - 70178 STUTTGART